瘦一輩子的
本事

心理學權威的10堂知心瘦身課，
跳出飲食陷阱，
跟減不完的肥說ByeBye

The Diet Trap Solution

Train Your Brain to Lose Weight and Keep It Off for Good

DR. Judith S. Beck &
Deborah Beck Busis

茱蒂絲‧貝克、黛布拉‧貝克‧布西斯————著

劉佳澐————譯

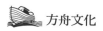 方舟文化

說進心坎裡，
為你破除飲食陷阱

—— 呂孟凡（營養師、「營養麵包」粉專版主）

　　從我踏入醫學中心擔任臨床營養師，到現今在診所看診，不知不覺累積了十年的營養諮詢經驗，看過上萬名個案。這幾年來專門做減重門診，碰到不少有「情緒性進食」問題的個案，有的是生氣就想吃東西、有的是壓力一大就想吃東西，共通點是把負面情緒跟飲食連結在一起。我漸漸發現，很多因為體重超標來找我減重的個案，需要的其實不一定是營養師，而是諮商心理師，所以一律會建議他們先尋求諮商心理師的幫助，把情緒性進食的問題解決了，再來找我諮詢。這類個案需要的不是營養師給予的飲食計畫，也不是學習每天應該吃多少熱量、認識六大類食物等等，而是找到解決自己情緒性進食的方法，然而，這並非我的專業。

　　這本《瘦一輩子的本事》便是可以帶領大家逃離許多飲食陷阱的工具書。全書圍繞著一個專有名詞，「認知行為治療」，在閱讀的時候喚醒了我大學的記憶。其實在膳食營養學的原文課本中，也有提到認知行為治療，但是營養師的養成過程中要學的生理、生化、臨床營養知識實在太多，所以這個篇章並沒有被仔細教學，只有約略帶過。本書中，作者實際帶領讀者實行「認知行為治療」，不是只有空談理論，而是一步一步教讀者應該如何執行，同時也有很多案例分享，閱讀起

來非常輕鬆。

　　很多人以為我是因為天生吃不胖所以能夠維持身材，但其實我從高二進行人生第一次的減重後，便一直有意識地維持飲食以保持身材，甚至在兩胎懷孕的過程中也是如此。在閱讀本書的過程中，我發現自己許多已經被內化的想法，其實都與認知行為治療不謀而合，我之所以能夠有良好的體重控制其實也與這本書裡教的方法是相同的。例如，本書有一個篇章在談「勸食陷阱」，這個陷阱幾乎每天都在我家上演，勸食者就是我先生。我先生常常在兩個孩子睡著以後拿出各式各樣的零食問我要不要吃，而我每次都不假思索地回答：「我不要。」幾乎已經成為一種反射。拒絕別人的勸食不需要任何理由，我知道我如果多吃了這些食物，體重就會上升，對健康不好；穿衣服也不好看，導致心情不佳，所以與其事後懊悔不已，我會選擇當下就拒絕。

　　現代人生活忙碌、壓力大，真的很容易靠吃來緩解壓力。本書逐章帶你面對各種不同的飲食陷阱，在閱讀過程中，你一定會看到覺得「天啊！這不就是我嗎？」的案例，接著書本中會提出你深陷其中時為自己找的理由與藉口，並且一一找到對策，幫助你順利逃脫各種陷阱。身為營養師，我在閱讀這本書的時候也學習到不少技巧，同時了解減重個案在心理上可能面臨的各種狀況，覺得受益良多。如果你也身陷各種減重的陷阱中，不妨看看這本好書，一定能讓你有所收穫！

奪回飲食、生活……
甚至是人生的掌控權

—— 張榮斌（臨床心理師）

　　對於體態的管理一直是我生活中專注的事情，我會仔細地選擇自己要吃的食物、規劃運動內容與項目以及控制自己的進食時間，這樣的做法讓我可以穩定地維持自己喜歡的體重與體態。

　　但與親友聚餐被勸酒的時候，或是進入吃到飽餐廳時，我都很容易在這樣的情境中「破功」，吃下過多的食物或是喝下超過預期的酒精。

　　舉個例子，某次跟幾個好朋友聚餐，那時正逢我需要減輕體重，想讓自己在一週後的自行車爬坡賽中獲取較佳的成績，但飯席間不斷有朋友勸酒。

　　朋友 A 說：「你今天不喝嗎？」
　　我說：「不了！我在控制體重！」
　　朋友 A 說：「控制體重不差這一杯啦！」
　　我說：「好吧！那就只喝一杯！」

　　一杯過後，朋友 B 順勢幫我添了酒。
　　我說：「好了！我不要了！」
　　朋友 B 說：「都已經倒了，就再一杯吧！」

我只好順應著，又喝了一杯。

朋友C問：「減重是為了比賽嗎？比賽是什麼時候？」

我說：「下個週末。」

朋友C說：「喔！那還早啦！明天起床練一下長時間的肌耐力，熱量就燒掉了啦！」

我本想拒絕，但又覺得似乎有道理，於是就又喝了一杯，後續就喝開了，喝到遠超出我預期控制的熱量，等到比賽時，成績差強人意時，再默默地懊悔。

我們經常將控制體重的注意力放在努力控制自己的飲食與運動，卻未注意到自己在面對不同生活情境以及與人互動時產生的想法，也是影響我們行為的重要關鍵。

閱讀本書後，我隨即注意到我在面對親友勸酒的情境時，心中常常會有一個「擔心會讓聚會掃興」的想法浮現，只要在聚會場合，我就會把喝酒當作是一種讓大家盡興的表現方式，所以當親友向我勸酒時，我變得難以抗拒。

還有另一個隱含的想法是：「如果是別人邀請我喝酒我才喝，那就不是我的責任了！」其實反映的是我心中自己想要喝酒的渴望，只是不願意去承擔自己喝酒的責任，所以把自己喝酒的原因推給親友的影響，這樣真的失控喝太多，就不會有太多的罪惡感。

掌握了自己內心的想法，我們就可以設法去改善這樣的狀態，把「擔心不喝酒會讓聚會掃興」、「喝酒是因為朋友的勸說」等有害思維羅列出來，針對這些思維做出自我提醒：「讓聚會盡興的方式不是只有喝酒」、「聚會是否盡興並非取決於我是否有一同喝酒」、「喝

酒與否是我自己可以決定的」，一旦自我提醒明確就可以衍生出各種
應對策略，像是「多講笑話也可以讓聚會盡興」、「簡單而堅定地拒
絕勸酒」。

　　果然，運用這樣的方式，我發現自己不用喝酒氣氛也自然融洽。
當我用堅定的口吻告知親友我即將為接下來的目標控制體重時，朋友
們也會大大減少勸酒的互動方式。後來，不只是我的想法與行為改變，
連與我一起互動的朋友也改變跟我相處的方式，彼此之間都找到新的
互動平衡點，我感到內心輕鬆了不少，同時也達成控制體重的目標。

　　食物是我們維繫生命重要的關鍵之一，但處在現今生活環境中，
太多的吃與不吃都已與生存無關，而是我們為了因應內在的有毒思維
而產生的不適應行為，讓我們的飲食失序。也就在閱讀完本書後，我
們了解了自己對於飲食背後的想法，更了解了這些想法如何影響我們
的生活、人際關係與身心狀態，如果將這些對自己想法的覺察、反思
及應對策略擴大到生活的方方面面，我們不只能控制飲食，更能掌握
生活，掌握自己的人生。

學會訓練大腦，從此遠離肥胖困擾

—— 蘇琮祺（四季心心理諮商所所長、《心態致瘦》作者）

關於瘦身減脂，你缺的從來就不是方法！

肥胖與過度飲食似乎是現代人難以避免的困擾之一，也因此如何找到一種有效且安全的瘦身減脂法就成了大家都關心的重要議題。

但我想告訴你：關於減脂這件事，與其管好你的嘴巴，更該調整你的大腦。

根據研究發現，幾乎所有常見的減脂飲食法都能在短期內看見瘦身成效，但後續卻僅有百分之十的人能長期維持下去！

我認為這跟大多數人過度追求「方法」，卻忽略了「想法」這個關鍵因素有關。因為當你缺乏關於減脂這件事的正確想法，甚至是掉進瘦身的「節食陷阱」時，再多的方法都無法讓你擁有健康體態，更常見的就是跌入難以停止的復胖循環裡。

我終於等到這本書的繁體中文版了！

身為擁有健康體重管理師與正念飲食教師資格，並持續帶領民眾透過「心理減脂課程」重獲健康體態的心理師，過去最苦惱的莫過於找不到從心理學角度討論肥胖與過度飲食主題的中文參考書籍。

於是，我只能從國外的原文資料開始搜集起。其中，由茱蒂絲‧

貝克（Judith S. Beck）所寫的 *The Beck Diet Solution* 與 *The Diet Trap Solution* 這兩本書就是我重要的參考書籍。茱蒂絲‧貝克除了是「貝克認知行為治療研究所」的主持人，長期從事認知行為治療（Cognitive Behavioral Therapy，簡稱 CBT）的教學、培訓與寫作之外，她另一個身份是 CBT 創始者亞倫‧貝克（Aaron T. Beck）的女兒。

CBT 強調藉由改變負面的思考模式和行為，同時學習新的因應方式，以解決情緒和行為問題。受到這兩本書的影響，在我後來所出版的書跟帶領的課程裡，都可以看到許多奠基於 CBT 的概念跟做法。

《瘦一輩子的本事》翻譯自 *The Diet Trap Solution*，這是一本從 CBT 觀點出發的心理瘦身書，書裡不會推薦你任何神奇菜單，看不到熱量公式，沒有教你如何運動的示範圖片，更不會強灌你那種愛自己的心靈雞湯。

茱蒂絲‧貝克在這本書裡，告訴我們如何透過不同的思考方式來靈活運用各式飲食計畫，並學習辨識出可能影響你無法持續執行計畫的各種負面想法與思考循環，再藉由有效的因應策略及多元練習，幫助你持續而有效地維持健康狀態，遠離肥胖的困擾。

外在體態就是內在心態的具體呈現！

轉換你的想法，訓練你的大腦，調整你的心態，自然就有健康體態！書中首先分享了以 CBT 為基礎的十大因應策略，幫助你先學會如何有效地面對調整飲食跟改變體態時的各項挑戰，然後協助你練習將注意力轉移到「可掌握」與「可選擇」的地方，並採取「較合理」且「可持續」的飲食行為改變，從此不必再為了該挑選哪種飲食方法而傷透腦筋。

每個陷阱都是一種提醒，不必害怕但要小心！作者提出在調整飲

食行為時常見的八種「飲食陷阱」，從個人開啟的壓力型和情緒性陷阱出發，接著進到人際互動中的勸食及家庭陷阱，再來就是常見的旅遊、外食與節慶陷阱，最後則是可能出現的心理及脫離常軌陷阱，藉此幫助我們預先看見減脂旅程中的可能風險，並以十大因應策略為基礎，讓我們做好面對各式飲食陷阱的充分準備，讓你更能夠對飲食行為做出有智慧的選擇。

當你在閱讀跟學習書中的各種因應策略時，請記得同時維持生活的彈性跟平衡。在調整體態的過程中，並沒有所謂的標準答案跟神奇飲食法，也不需要用意志力跟自律來恐嚇自己，請放下對所謂瘦身「成功」的追求，你最該學會的應該是如何好好地照顧自己，而不是怎麼讓自己變「瘦」。

請跟著這本書一起轉換想法、訓練大腦、調整心態跟培養健康的飲食習慣，讓我們的身體自然地來到一種未必叫做「瘦」的健康狀態裡。

目 次
Contents

PART 1
逃脫減重陷阱

PART 2
內在陷阱：我是如何困住自己的？

PART

1

逃脫減重陷阱

CHAPTER 01

你被困住了嗎？

減重書籍、減重計畫、減重方案，製作這些東西的人，都想讓你誤以為其中有某種神奇的公式，只要按照他們的規畫吃東西，就能輕鬆快速地減重。

如果他們說的都是真的，那為什麼還有三分之二的美國人體重過重？為什麼多數人在減重之後又會胖回來？而且不僅復胖一次，還會反反覆覆。

讓我們來告訴你一項事實：減重一開始可能很容易，但過了最初的幾週或幾個月之後，你若想要繼續瘦下去並維持身材，那是非常困難的。除非你已經學會去辨識往後必然會遇到的問題，也就是所謂的減重「陷阱」，並制定出能夠逃脫這些陷阱的計畫，否則體重依然會屢次回升。

每個人都面臨許多陷阱，比如壓力、家庭問題、周遭勸你吃東西的人等等，這些都是生活中造成你很難減重的負面因素。但當然也有一些正面因素，像是假期、慶祝活動、節日等，當你的目標是減重時，這些情況都會變成其中一種陷阱。

如果沒有擬定特別的計畫來解決這些實際情況，那麼維持體重就有可能會是一場漫長又耗心勞力的戰鬥，而研究顯示，長期來看，多

數人都會半途失敗。為什麼會這樣？因為光是制定一份飲食計畫是不夠的，只靠一個減重應用程式或網站也不夠，甚至，光是吃一些外送到家門口的健康特餐也是不夠的。

你還需要更多，你需要一些無法用食物調理機做出來、無法在商店裡買到的東西。你需要的，是去學習如何減重，學習如何每天自我激勵、如何改變有害的思維模式，像是：「吃掉最後一塊生日蛋糕沒關係，不然太浪費了！」此外，你還必須學習每當發生失誤的時候，該如何把自己推回正軌上。

在這本書中，你將學會建立一套專屬於你的逃脫計畫，幫助你擺脫各種棘手的陷阱。你還會了解到，在預防或逃離陷阱時，需要運用哪些工具。所謂周遭的陷阱，是包含你自己製造出來的陷阱、其他人製造給你的陷阱、生活環境中的陷阱，還有每個人可能都會遇到的一些常見陷阱。

想要減重成功，你確實需要一份飲食計畫，但你的成果並非完全取決於蛋白質、碳水化合物或纖維。學會堅持計畫之後，你就能體驗到成功，無論是有壓力或煩惱時、有人把食物推到你面前時、在最愛的餐廳吃飯時，甚至是旅行、參加特別活動或慶生的時候，你都有辦法堅持下去。你所制定的逃脫計畫內容，將會包含面臨誘惑時必備的解決方案，詳盡地指引你需要對自己說哪些話，以及當陷阱威脅到你時，你又該使用何種策略來應對。這套方法已幫助數千名減重者，在他們接二連三面臨挑戰時，依然能堅守計畫與減重。讓我們來看看潔西卡的例子。潔西卡與自己的體重搏鬥了將近十五年，終於跑來找我諮詢。從大學開始，她已無數次減掉四十磅（約十八公斤），又重新胖回去。現在，她是位人資經理，難以在個人健康目標與繁重的工作之間找到平衡，她為此感到很洩氣，很想直接放棄。

潔西卡非常了解各種正確的營養知識，幾乎掌握了所有熱門減重計畫的優缺點。她對這些知識瞭若指掌，但只要她心情不好，再多的知識也無濟於事。她真的很想知道，不餓時該如何阻止自己吃東西，尤其是需要療癒的時候，往往會更想吃。她也知道自己最喜歡的巧克力脆片、焦糖爆米花和迷你甜甜圈根本不健康，但當她跟伴侶吵架，或因為深怕錯過工作交期而備感焦慮時，她就很想吃這些東西。

「多數時候我都做得不錯，」她告訴我。「但心情很差時，我就會直接去吃甜食。我知道不該這樣做，也知道每次這樣之後，體重就會上升，」她嘆了口氣。「但我無法控制，我太軟弱了。食物是唯一能讓我平靜下來的東西。」

潔西卡遇到的困難，就是典型的情緒性進食（emotional eating）陷阱案例。她沒有意識到，她最大的挑戰其實並非心情不好，而是心情不好時對自己說的那些話。她讓自己相信，如果不吃東西，她就無法平靜。

難怪她會被困住。她完全接受了這樣的想法：只要心情很差，食物就是唯一的解決方法。潔西卡最終成功減重了，而其中一個很重要的原因就是，她讓自己明白原本的想法根本不是事實。身而為人，潔西卡接下來一定還會面臨到許多負面情緒，她需要學會運用不同的方式來處理這些感受。

其實生活中讓你頭痛的人事物，根本不在乎你是否正在減重，雖然這個說法很冷酷，但卻是事實。無論是工作、人際關係、財務或健康方面的困境，這些難關很可能永遠不會消失，也無論你感到多不公平，生命都依然會永不停歇地讓你身處於極具挑戰的時刻與情境，而在每一個時刻和情境裡，食物都可能變成一個誘惑。但只要你相信自己很強大、很堅定，就更容易能夠對抗這些誘惑。如果你覺得自己很軟弱

或很衝動，那麼這些誘惑當然就顯得無法避免、難以逃脫又很不公平。

它們就像陷阱一樣，而且是專屬於你的陷阱。

常見情況

如果你以前曾經嘗試過減重，你的經歷有可能就像以下這樣。

❶ 你找到了一個飲食計畫，其中還暗示你不需要運用意志力和紀律就能持續下去。你相信這個計畫會「自動」運作，讓目前的飲食計畫和之後維持體重變得毫無痛苦。這些計畫都向你保證：「只要照這樣進行，體重就會變輕。」你心中充滿確信，覺得，對，終於找到了，就是這個。

❷ 你想要相信這份神奇的計畫。畢竟，誰不想相信呢？也相信了所謂「輕鬆執行飲食計畫」的幻想，相信這種新的飲食方法能消除你的飢餓感，如此一來，你就能在短時間之內依照期望值減重。

❸ 雖然心中有了這份計畫，但……你並不想馬上開始執行。你反而想要放縱最後一次，吃任何你想吃的東西、任何你想吃下的份量。你想著，「這是我最後的機會了，我要好好享受！」當你吞下這些義大利麵、披薩、杯子蛋糕、薯條、洋芋片、餅乾等各種不在飲食計畫中的食物時，你可能還因此增重了一些。但你告訴自己，沒關係，因為「下星期一我就要開始執行飲食計畫了！」

❹ 你備妥了這份飲食計畫中列舉的每個神奇配方。可能是葡萄柚或藜麥，也可能是某些品牌的低脂冷凍食品或希臘優格。你或許還用甘藍菜、甜菜根等新鮮蔬菜把冰箱抽屜塞滿，把巧克力和冰淇淋都丟了。你開始衡量你的食物，依照規定的間隔時間進食，每天喝八杯

水，並加強運動。你專注而堅定，就像個執行任務的軍人一樣。你可以做到。

❺ 然後，**重點來了，計畫（暫時）奏效！** 在第一週，你的體重真的下降了很多（對，確實如此，因為大部分減掉的都是水的重量）。你感到興奮又樂觀，覺得這真的很簡單，因為你此時減重鬥志正高昂（否則何必現在就開始飲食計畫呢？）。肥肉好像輕輕鬆鬆地消失了，不費吹灰之力。

❻ 你希望接下來的每週，都能像剛開始一樣順利。你心想：「以這樣的速度，我一定很快就能達到目標了。」你還可能欺騙自己，認為可以暫停飲食計畫，繼續吃喜歡的食物，體重也不會改變。終於快成功了，你認為這次真的能做到。

❼ 但接著……你最好的朋友、媽媽或媳婦邀你吃飯，她為你做了一頓特別的晚餐，有凱撒沙拉、焗烤義大利麵，還有手工大蒜麵包和許多奶油，還有上面灑滿堅果碎片的布朗尼蛋糕——多好吃啊！都是你最喜歡的。

好吧，你會想，就這一次。她煮得很辛苦，你很想讓她知道你有多感動，不如就吃一點點沙拉吧。但實在太好吃了！而且你很怕沒吃完會讓她傷心。之後，她又端上一大份焗烤義大利麵。沒關係，就這一次。還有麵包——真的很難只吃一塊就停下來。而且你難以拒絕布朗尼蛋糕。

哦，好吧，這是個特殊的場合。明天再繼續減肥好了。

但到了明天，你又給自己多一天的時間，想吃什麼就吃什麼。也許再一天，又一天，再更多一天……

難怪你會減重失敗。你從來沒有真正學會如何處理這類情況，沒

有人教你如何迎擊誘惑、如何聚焦在長遠的目標上，或者如何在想放棄的時候堅持住計畫。這不是你的問題，你只是不知道怎麼做。

陷阱正在等著你

雖然飲食計畫最初顯得十分輕鬆，但最終還是會轉變為一項艱困的任務。剛開始時，你的意志力似乎很強大，可到了後來往往會打折扣。冰箱角落裡的巧克力、軟糖、霜淇淋大聲地呼喚你，辦公室下午茶的甜甜圈讓你口水直流；看到朋友和家人吃的食物，你感到憤恨不已，而同事們午餐吃的義式香腸披薩或焗烤墨西哥捲餅，更讓你覺得自己不能吃（或至少不能吃得像他們一樣多）是多麼不公平。

每個減重的人都會面臨這些陷阱——受到誘惑去吃吃喝喝，接下來陷入無限懊悔。這些誘惑蒙蔽了你的雙眼，使你來不及去思考「我真的不能吃那個」，吃完之後又想著「可惡，早知道我不要吃」。這些誘惑就是你自己的特殊弱點，是你飲食計畫目標的致命傷。

但沒關係，現在我們想告訴你，其實這是有辦法解決的，這些陷阱不會再困住你，你也可以精確地學到如何避免陷入其中，甚至如果你失足跌了進去，也會知道如何立即脫身，讓自己回到正軌。

成功減重的人當然不是天生就做得到，其中的技巧是可以學習的。就像潔西卡一樣，你也需要先去了解自己為什麼會下犯特定的失誤，接著制定出自己的逃脫計畫，如此一來，當你再度面臨挑戰時，就會知道究竟該怎麼做，又該對自己說些什麼。

比如說，假設潔西卡想克服她情緒性進食的問題，首先需要替原本的想法打上一個問號，也就是說，她要去質疑，難道真的只有靠吃東西才能平靜下來嗎？她想起有許多次她處於負面情緒，甚至是心情

極度糟糕的時刻，也曾經在沒有吃東西的情況下平靜下來。只要她的想法改變了，就能做出行為上的改變，讓她在心情不好的時候，可以放開心胸去嘗試一些其他的活動。像是她發現，泡十五分鐘的熱水澡，一邊翻閱《人物》（People）雜誌，真的可以放鬆許多。如果泡澡無法解決問題，她還有一份其他活動清單可以嘗試，而且這些活動都不會在事後造成愧疚與自責，也不會讓體重增加。

但光找出這些替代方案還不夠，潔西卡還需要學習一些技巧，來激勵自己去嘗試這些新方案。她需要一套系統來自我提醒，當負面情緒來臨，她其實不需要仰賴食物讓自己平靜。她要接納自己的負面情緒，不用試圖去改變它們，或者應該說，她只需要練習重新集中注意力就好。總之，她絕對可以不靠吃東西來應對情緒，她原本總把痛苦與食物連結在一起，而這份逃脫計畫能幫助她改變這樣的傾向。

潔西卡了解她不需要靠食物來應付情緒之後，進食方式就變得比較平衡了，後來，她輕輕鬆鬆地減掉了二十磅（約九公斤）。她怎麼做到的呢？就是透過合理的飲食方式和運動計畫，再結合專門為她設計的陷阱逃脫計畫。她第一次感覺到，即便當下處在負面情緒中，自己還是能夠控制對甜食的渴望。她當然不是對甜食變得完全無感，只是她現在很明確知道要如何處理這種渴望了。對此，她感到很有信心，知道自己可以運用「飲食陷阱逃脫計畫」來持續減重並維持體態，她覺得自己煥然一新。接下來，當你也開始練習以下篇幅提到的方法，也會像她一樣越來越熟練。你會更清楚地了解自己的陷阱並加以避免，或是更輕鬆地克服它們。最終，你一定會很習慣全新的思維模式和飲食習慣。

貝克團隊的飲食方案

我本人茱蒂絲‧貝克博士（Judith Beck, Ph.D.），還有我的女兒黛布拉‧貝克‧布西斯（Deborah Beck Busis），她是一位執照臨床社工師（LCSW）、本書的共同作者，也是費城貝克認知行為治療研究機構（Beck Institute for Cognitive Behavior Therapy）的飲食專案統籌，我們運用多年的經驗為客戶開發了一套飲食方案。我的第一本書《貝克心理飲食方案》（*The Beck Diet Solution: Train Your Brain to Think Like A Thin Person*），附帶一本練習手冊，就是在講述這套飲食方法。該書其實並不附食譜，反而是教你一套減重方法，其中的許多技巧，在本書的下一章節我們都會再做說明。

第一本書出版以來，成千上萬的讀者運用我們的方案成功減重，我們感到很驚喜。那本書被翻譯成二十種語言，並收到來自世界各地的讀者給予我們的心得回饋。我們聽到了男男女女、各種年齡層、各種社經群體、各個族群的讀者分享，他們寄來電子郵件，或者在 Twitter、Facebook 發文，又或是親自參與我們的講座和線上討論。透過與他們互動，我們開始留意到，雖然那本書對他們很有幫助，但許多減重者還是需要更具體的解說和建議，才有辦法應對經常阻礙他們的各種日常挑戰。若想成功減重，他們還需要學習如何面對挑戰，並將陷阱視為正向的改變機會。請注意，我們的書是為要控制飲食的減重者所設計的，若是飲食障礙患者，則需要更加全面的認知行為治療。

藉由過去三十年間與減重者及患者的合作經驗，我們發現，人在真正踏入陷阱之前，往往都看不到眼前陷阱的存在。一旦踏進陷阱後，又會開始不斷卡關，久久無法逃脫。但是，無論你是否覺得自己嚴重受困，總會有辦法解決。記得要停下腳步，重新聚焦你的目標，運用

所學的策略，讓它慢慢變成一種反射動作。就像學習其他的新技能或培養新習慣一樣，祕訣就是練習、練習、再練習。

我們不打算誤導你，畢竟減重絕對不是一件易如反掌的事，任何這樣告訴你的人，都只是想向你推銷某種產品。減重需要決心和耐力。但只要學會逃脫陷阱，飲食計畫往往也就會慢慢地越來越容易，偶爾才會出現困難。

最重要的是，這本書將幫助你去應對那些阻礙飲食計畫的有害思維，你將能學會預判陷阱、改變思維模式，並催生出解決問題的能力，制定好逃脫計畫，讓你變成自己最強大的盟友。就算真的掉入陷阱，你也會知道如何立即回到正軌，不必再等到明天，更不必從頭再來一遍。學會辨別與克服飲食陷阱，就是贏得這場減重之戰的唯一方法。

思維的力量

我們經常聽到關於減重的其中一種誤解，就是「有志者事竟成」。

但事實並非如此，成功減重還有一項非常重要的因素，就是要先改變你的思維。如果想要持續活用各種計畫來達成減重目標，一定要先學會用不同的方式思考。

也許你之前從來沒發現，人的思維其實是會影響飲食習慣的，或者應該說，你並沒有完全意識到這個事實。比方說，你可能曾經有過以下的念頭：

- 「我今天心情不好，多吃幾片披薩也沒關係。」
- 「我都不能像別人一樣吃那麼多，真不公平。」
- 「我知道不該吃掉整份三明治，但真的忍不住。」

以前出現這些念頭時，你可能也不知道該如何反駁它們，甚至可能把它們當成一種再正常不過的事實，導致自己吃得比計畫中的還要多。吃完之後，你又會出現其他負面想法，像是：

- 「反正我已經吃太多了，不如今天剩下的時間想吃什麼就吃什麼，明天再開始減肥吧。」

如果你真的開始這樣想了，接著你還會出現更多負面的想法，這些想法還會大幅破壞你的自制力：

- 「我真沒用。」
- 「真不敢相信我連吃東西都要作弊！」
- 「又這樣了，我永遠無法成功減重。」

聽起來很耳熟吧？這種想法不但會讓你信心全失，而且如果沒有獲得適當的疏通，還會讓你走向失敗。你的士氣越來越低落，導致更難回到正軌上。此外，它們還會腐蝕你的意志力，造成你繼續犯下一個又一個飲食上的錯誤決定。

若要成功減重，並長期保持在理想的體重，唯一方法就是要學會去挑戰這些無益的想法。事實上，減重的關鍵就是想法，而不是那些客觀事實。無益的想法出現時，你需要強有力的方法來加以應對，無論當下你在糾結什麼，都能提醒你為什麼要堅持計畫，又該如何才能做到。

學會辨識無益又不切實際的想法並加以有效地應對，制定出解決問題的具體方法，這就是認知行為治療的重點。認知行為治療簡稱

CBT，而所謂的認知，其實也就是一種想法。CBT 是一種談話治療，已經在一千多個臨床試驗中，證明對許多心理及行為問題具有療效。亞倫‧貝克（Aaron T. Beck）醫學博士是我的父親、我女兒的外祖父，他於一九六〇年代開發了這項治療方式，並不斷加以完善，也因此而聞名於世。

近來，CBT 已被心理師廣泛運用治療飲食障礙。美國心理學會（American Psychological Association）與《消費者報告》雜誌（*Consumer Reports*）[1] 曾一起針對一千三百多名具備執照的心理師進行訪查，發現在治療飲食障礙與減重困難的個案時，每十位心理師中，就有七位會選擇運用 CBT 技巧。事實證明，CBT 可以大幅幫助體重過輕、長期肥胖和飲食障礙的患者 [2]。

我們在費城的診所也透過 CBT 技巧獲得巨大的成果，而我們母女兩人則是前往世界各地，向身心健康專家、醫師與護士、教練、培訓師和營養師傳授 CBT 減重技巧與後續維持體重的方法。我們提供給研究人員及減重專案各式諮詢服務，並在報章雜誌上持續撰寫有關減重和維持體重的文章。許多來自各方的專業人士與減重個案都如此回饋給我們：「你們的做法真的太有效了，多希望所有減重計畫都能囊括 CBT 技巧！」看到這種方法徹底改變減重者的生活，讓我們非常高興。

CBT 的核心就是覺察自己的想法，並做出改變。這套技巧會幫助

---

1 "Lose Weight Your Way," *Consumer Reports* (Feb. 2013): 26–29.
2 C. M. Grilo, R. M. Masheb, G. T. Wilson, R. Gueorguieva, and M. A. White, "Cognitive-Behavioral Therapy, Behavioral Weight Loss, and Sequential Treatment for Obese Patients with Binge-Eating Disorder: A Randomized Controlled Trial," *Journal of Consulting and Clinical Psychology* 79, no. 5 (Oct. 2011): 675–85, doi: 10.1037/a0025049, PubMed PMID: 21859185, PubMed Central PMCID: PMC3258572.

你去辨識無濟於事的有害想法與感受，並透過覺察這些有害的念頭，讓你得以放慢腳步，去反省既有的觀念，進而使你有機會去做出不同的選擇。只要學習停下來做出不同的決定，你就不會伸出手去拿一塊你根本不該吃的披薩。

回想一下，你以前看到一盤美味餅乾時，是怎麼做的？雖然不該吃，但你可能會向以下這些有害的想法投降：

- 「我實在無法抗拒。」
- 「只吃一個應該沒關係吧。」
- 「讓我破例一次就好，之後一定會補救。」

試想，假如你有一套辦法來幫助自己面對食物的誘惑，又會如何呢？時不時重複閱讀以下「提醒小卡」，你的想法就會慢慢改變。

我絕對不會吃這個，因為這是計畫以外的食物。如果我屈服了，我只能獲得片刻的快樂，之後會心情不好很久，而且接下來一整天，我都有可能不按計畫吃東西。這不值得！✏

我想持續減重，所以我必須不斷抵抗計畫以外的美食誘惑。但度過危機之後，我會為自己沒有屈服而感到驕傲。✏

吃計畫以外的食物只會加強我的「僥倖心態」，下一次我又受到誘惑時，很有可能也會屈服。但如果我不投降，每一次都會鍛鍊我的「意志力」，下次就更容易堅強抵抗。✏️

　　一旦你學會堅定回應有害的想法，減重就會越來越輕鬆。你會記得告訴自己：「不可以吃這些東西，每多吃一口，就要付出代價！」你還會建立起信心，相信自己能夠對抗陷阱，並有效實踐你的減重計畫。透過改變思維模式，你也能改變感受和行為。你絕對有能力改變自己的想法，更能改變你的生活。

改變想法，改變大腦

　　即便多年來你累積了許多無濟於事的思考習慣，你還是可以從現在起練習全新的思維和行為模式，直到它們變成你的直覺反應。我們接下來要教你的這種思考方法，既簡單又有效。

　　近年，神經科學研究已經證明 CBT 會造成大腦的變化，因為當你長期以某種特定方式思考，大腦就會越來越習慣這個模式。比如你開車、趕著搭上捷運或公車，或是刷牙，這些都是直覺反應，對吧？你甚至可能沒有意識到自己的大腦有在運作，因為你不需要刻意去思考，就直接行動了。

　　這些行動之所以如同直覺，就是因為你早已訓練了你的大腦，每當發生同樣的事情，就會出現這樣的反應。當坐在汽車駕駛座上，你毋須刻意去想說現在要做哪個步驟、該採取什麼順序，就能做出正確

的動作；反之，錯誤的動作早已經被你的大腦「刪除」，執行這些動作的神經通路因為長期未啟動，就慢慢萎縮了。也就是說，你目前的思考和行為模式都是早已深植於大腦中，並且不斷地重複。

然而重點是，只要你想，你就可以在任何時候去改變自己的想法和行為。就好像你也可以選擇倒車到路上後才來看後視鏡，可以在轉彎後才打方向燈，可以在接近紅燈時加速，或者在接近綠燈時猛踩煞車。這些也都是可能的選擇。我們有能力去選擇，是以我們也有能力去改變。

雖然過去科學家曾認為，人的大腦在過了一定年齡後就不會再改變，但我們現在知道，我們的大腦是「可塑的」──大腦從我們出生的那一刻起就一直在學習，而且從未停止改變。CBT 是採用特意又系統化的方式，循序漸進地改變你的思維，進而讓你得以改變行為。

當然，這種改變不會在一夕間發生，畢竟你可能長年來都屈服於有害的想法，甚至可能已經維持那種思維習慣好幾十年。但只要每天練習新的思維方式，就能改變你遇到陷阱時的反應模式。事實上，有研究顯示，CBT 確實可以在人的大腦中引發物理變化。

研究人員利用精密的核磁共振（magnetic resonance imaging, MRI）設備，追蹤了因慢性疼痛、多年成癮、重度恐慌症、強迫症和重度憂鬱症而接受 CBT 治療之患者的大腦變化。[3] 運用一些我們在本書中分享的技巧，這些患者得以駕馭他們的心智，來改變他們的情緒與行為，

3 D. E. Linden, "Brain Imaging and Psychotherapy: Methodological Considerations and Practical Implications," *European Archives of Psychiatry and Clinical Neuroscience* 258, no. 55 (Nov. 2008): 71–75, doi: 10.1007/s00406-008-5023-1, Review, PubMed PMID: 18985299; A. B. Konova, S. J. Moeller, and R. Z. Goldstein, "Common and Distinct Neural Targets of Treatment: Changing Brain Function in Substance Addiction," *Neuroscience and Biobehavioral Reviews* 37, no. 10 (Dec. 2013): 2806–17, doi: 10.1016/j .neubiorev.2013.10.002, Epub 2013 Oct 16, PubMed PMID: 24140399, PubMed Central PMCID: pmC3859814.

進而克服嚴重的問題。在一些案例中，這些技巧甚至比藥物更有效，而且沒有副作用。長達數十年的研究結果證明，CBT 治療確實有效。

我們也能透過反覆運用 CBT 技巧，練習去挑戰有害的思維，並有意識地去做出與以往不同的決定，如此一來，不僅可以改變你的習慣，甚至還會改變大腦結構。你也可以改變思維方式，更能成功減重！

陷阱是如何形成的？

吃東西固然是維持生命的必要條件，只要感到飢餓，就會自然而然地進食。但我們吃東西常常還有其他動機，像是滿足渴望、體驗快樂、社交、放鬆、慶祝、紓解負面情緒、應對壓力等等。許多文化、宗教傳統、節日活動中，都會包括食物和飲品。而生日派對、慶祝活動、節日晚宴，更是滿桌美食與美酒，在這些歡樂的場合中，美味的食物帶來快樂，並凝聚眾人的心。就像繁衍後代是動物本能一樣，從生物演化的角度來說，享受吃東西也是我們的天性，原因很簡單：食物讓我們活著。

但不能因為這樣，就認為你可以隨時隨地、想吃什麼就吃什麼，否則可能會養成無益的飲食模式，從此以後就很難改正。理智上，我們都知道要吃得更健康，但在受到美食誘惑的當下，有害的思維模式就會直接把我們帶入陷阱中。

一旦學會使用 CBT 技巧，你就立刻做出正確選擇，幫助自己朝著持續減重的目標邁進，你會開始能夠對抗陷阱，而即使真的不小心落入陷阱之中，也會具備足夠的技能幫自己脫身。

我們的想法具有極大的力量，大腦更有能力改變，而且是不斷地變化。

我們面臨的各種陷阱

人人都會遇到陷阱，任何努力減重的人也曾經落入陷阱之中，而且每次掉進陷阱的原因，都包含了一些有害的想法。你可能還記得，自己之前真的有這樣想過：

情緒性進食陷阱：「不開心的時候就是要吃東西。」

壓力陷阱：「我太忙又太累了，真的沒辦法繼續飲食計畫。」

勸食陷阱：「如果我拒絕人家遞來的美食，會讓他們很傷心吧。」

家庭陷阱：「我不應該因為自己想減重，就要求家人也跟著做出改變。」

旅遊與外食陷阱：「畢竟都出門了，享受一下也沒關係。」

節慶陷阱：「這是個特別的日子，我可以吃任何想吃的東西。」

心理陷阱：「我的意志力太薄弱了，實在是無法抗拒美食。」

脫離正軌陷阱：「反正今天已經破功了，不如就繼續吃，明天再重新開始減肥吧。」

每個人都會面臨到各種不同的飲食陷阱，有可能每次回去探望家人時，就不小心吃太多，也可能工作壓力大的時候，就會跑去吃一些不該吃的香酥餅乾或糖果。又或者，有的人一整週都很自律，但到了星期五的歡樂時光，就忍不住吃了太多份雞翅和玉米餅，就算知道自己不應該這樣，但工作一整週之後，就在下班前的兩小時，只要一想到可以吃這些東西，就會心情大好。

你可能一直以為，是周遭發生了這些事情，才會導致你吃得比原定計畫還要多，甚至你可能認為自己是不自覺地吃東西，比如：「我

也不知道發生什麼事，那袋洋芋片就這樣就空了！」然而，與心臟跳動那種自然的身體機能不同，吃東西並不是自然而然、不假思索的事，而且發生的事情與吃下去的東西之間，也沒有絕對的關聯性。相反地，飲食模式其實是被你的想法影響了，請看以下的描述。

情況：在一場生日聚會上，有人給了你一塊蛋糕。
↓
有害思維：「吃了也沒關係吧，之後再補救。」
↓
行為：你吃了蛋糕，接著開始為自己的行為感到沮喪。

然而，只要學會先暫停，想想自己其實可以採用不同的反應模式來逃脫這個陷阱，就會出現不同的結果。

同樣的情況：有人給了你一塊蛋糕。
↓
同樣的思維：吃了也沒關係，之後再補救。
↓
反應：這次你暫停了一下，反思自己的減重目標，然後告訴自己，「不行，我絕對不能吃。如果我吃了，當下雖然很開心，但之後就會很懊惱。而且，就算吃下去也不會很享受，因為我會有罪惡感。以前每次破功就會導致很多後續的麻煩，一點都不值得。」
↓
行為：於是這一次，你放棄了那片蛋糕，並為自己感到驕傲。

幾秒鐘的停頓和反應十分關鍵，能使一切變得不同。本書的飲食治療方案會教你預測高風險的情況、預測你的有害的想法，並在困難的情境出現之前，就先幫你演練一遍有幫助的反應。

從本書第 33 頁開始，會有一系列測驗，帶著你釐清哪些陷阱對你而言最具挑戰性。接著，你將會開始掌握基礎策略，這些策略對克服陷阱非常重要。最後，你可以結合基礎策略與解決個別陷阱的特定策略，幫自己量身打造出一份逃脫計畫。漸漸地你就會發現，自己不僅能使用這種綜合方法來輔助減重，還可以在其他同樣具有挑戰性的情況下實現目標。

如何學會逃脫陷阱

在本書中，我們將列舉出多數減重者都容易落入的八大類陷阱，這些例子都是我們實際上輔助過的個案，但我們當然不會透露他們的真實姓名和個資。你將會看到有害思維如何讓他們陷入困境，接著掉進陷阱，以及他們後來為了逃出陷阱，做了哪些努力，又對自己說了哪些話。你將會學到其中關鍵的認知和行為技巧，幫助你日常自我激勵，並去對抗一些內心的負面聲音，或在你踟躕不前的時候把自己推回正軌。你將學會逐步制定出對自己最有效的一套策略，讓你的思維模式和大腦漸漸改變。透過書中的故事、實例及具體技巧，你會學到：

認知策略：幫助你改變心態
激勵策略：提醒你在任何情況下堅持計畫都是值得的
心理策略：當你感到氣餒、不公平、壓力大、喪失動力或倦怠時，幫助你應對這些情緒

行為策略：幫助你建立新的習慣

解決策略：幫助你解決日常遇到的挑戰

　　在每個陷阱章節的最後部分，你會找出對你而言最具挑戰的情況，並為每種情況制定出逃脫計畫。你將會發現自己有哪些有害的想法和行為，並運用學到的策略來解決這些無益的自我對話，同時解決現實生活中的困擾，使自己持續自律，做出行為上的改變，並處理好那些會讓你偏離正軌的負面心態。最終，你將能夠改變你的飲食，還可以長期堅持下去。

　　認知行為療法就是你減重旅程中缺失的那個環節，使用這種方法，你將能走出自己的路，並享受到成功減重的種種美好：

變得更瘦、更健康、更有活力

變得更有自信

感覺一切都在自己掌控之中，而不是被美食牽著鼻子走

感覺自己更有魅力

為你的孩子樹立健康的榜樣

享受買新衣的樂趣

更有信心應對工作與社交場合

之後還有許多其他好處，等著你去發掘

　　你不需要頂級的設備，也不需要支付高昂的會費，更不需要訂購特殊的餐盒。你可以採用任何你想要的、健康又得以維持的飲食方式，而我們要教你的，就是一直堅持下去。

📋 小測驗：你最大的陷阱是什麼？

在這本書中，你將會了解到飲食控制的八大陷阱，它們往往是飲食控制者的最大挑戰。幾乎每位努力減重或保持體重的飲食控制者都會不斷與這些陷阱對抗。而只要你找出自己最容易落入的陷阱，就能制定相應的逃脫計畫，之後每當遭遇困境時，就會知道自己可以怎麼做。

以下的小測驗可以幫助你先找出自己的陷阱。接下來，你需要先每天堅持使用第二章提到的基礎策略，然後再翻到與你的陷阱相對應的章節，針對你的具體問題制定出一套個人方案。

計分方式

　　「絕對不會」為 0 分

　　「有可能會」為 1 分

　　「會」為 2 分

　　「一定會」為 3 分

只要該分類總分超過 5 分或以上，就可能是你需要關注的陷阱，你可以翻到後面相應的章節來制定策略。當然，你也可以去讀一下你回答「絕對不會」的相關章節，並且一定要特別關注「一定會」的那些陷阱。

01. 度過緊繃的一天之後，你會靠吃東西來放鬆嗎？

　　□絕對不會　□有可能會　□會　□一定會

02. 在壓力很大的時候，你會跑去吃速食或簡單、快速但很不健康的食物嗎？

　　□絕對不會　□有可能會　□會　□一定會

03. 你會對自己說「我太忙了，根本沒空減重」嗎？

□絕對不會　□有可能會　□會　□一定會

壓力陷阱　總分_____

04. 心情不好時，你會跑去大吃一頓嗎？

□絕對不會　□有可能會　□會　□一定會

05. 當你很累、無聊或拖延症發作時，你會不會比平常吃得更多？

□絕對不會　□有可能會　□會　□一定會

06. 你會不會覺得「吃東西是唯一能讓我放鬆的事」，或者「不開心的時候就該吃東西」？

□絕對不會　□有可能會　□會　□一定會

情緒性進食陷阱　總分_____

07. 在場合中，你會不會認為「不把東西吃完很失禮」？

□絕對不會　□有可能會　□會　□一定會

08. 別人勸你喝酒或吃東西，但已經超過你認為應該的程度時，你最終會不會屈服於人情壓力？

□絕對不會　□有可能會　□會　□一定會

09. 有些食物並不包含在你的飲食計畫中，但在場合中你會不會覺得自己不應該拒絕？

□絕對不會　□有可能會　□會　□一定會

勸食陷阱　總分_____

10. 家人惹你生氣時，你會不會暴飲暴食？

　　□絕對不會　□有可能會　□會　□一定會

11. 家庭聚餐或聚會中，你有沒有可能會因此不按計畫進食？

　　□絕對不會　□有可能會　□會　□一定會

12. 你會不會為了讓家人開心而忽略自己的減重計畫？例如，家裡還是擺了很多高熱量零食、遷就家人的吃飯時間、負責吃掉剩菜剩飯。

　　□絕對不會　□有可能會　□會　□一定會

家庭陷阱　總分_____

13. 去餐廳吃飯或參加活動時，你會不會完全忘了規劃自己該吃什麼、不該吃什麼？

　　□絕對不會　□有可能會　□會　□一定會

14. 去度假時，你會不會直接說：「先不控制飲食了」？

　　□絕對不會　□有可能會　□會　□一定會

15. 外出應酬時，你有沒有可能會過度縱容自己？

　　□絕對不會　□有可能會　□會　□一定會

旅行與外食陷阱　總分_____

16. 你會不會把節慶聚會視為「不用控制飲食」的時段？

　　□絕對不會　□有可能會　□會　□一定會

17. 你會不會對自己說「等放完假我就會開始飲食計畫」？

　　□絕對不會　□有可能會　□會　□一定會

18. 你會不會放完假就變胖一到兩磅（約〇‧五至一公斤）？

□絕對不會　□有可能會　□會　□一定會

節慶陷阱　總分＿＿＿＿

19. 你會不會對飲食計畫感到灰心或壓力很大？

　　□絕對不會　□有可能會　□會　□一定會

20. 看到別人吃的東西時，你會不會覺得很不公平或有種被剝奪感？

　　□絕對不會　□有可能會　□會　□一定會

21. 你會不會對自己說「難怪我減肥失敗，因為我根本沒動力」或「我意志力薄弱」？

　　□絕對不會　□有可能會　□會　□一定會

心理陷阱　總分＿＿＿＿

22. 不小心吃太多之後，你會不會自我批評，或乾脆直接省略正餐？

　　□絕對不會　□有可能會　□會　□一定會

23. 你會不會對自己說，「反正我今天已經破功了，不如就繼續吃想吃的東西，明天再開始飲食計畫」？

　　□絕對不會　□有可能會　□會　□一定會

24. 破功之後，你會不會很難馬上回到正軌上？

　　□絕對不會　□有可能會　□會　□一定會

脫離正軌陷阱　總分＿＿＿＿

....

建立你的逃脫計畫

下一章的十大基礎策略，就是這趟旅途的開端。接下來，你要依照順序採用這些策略，並把它們融入你的逃脫計畫中。隨著你越來越熟練後面章節提到的技巧，你會發現，自己能在各種情況下加以應用，例如，你可能會運用這些技巧讓自己堅持運動，這對身體健康非常重要，就算你沒有要減重也一樣！

減掉多餘的體重可能只是你改變生活的第一步，飲食陷阱解決方案還能幫助你挖掘你思維的力量，進而造成更多改變。

就讓我們開始吧！

CHAPTER 02

逃脫陷阱的基礎策略

你希望這是你最後一次嘗試減重嗎？我們知道你可能很想要一股腦地開始控制飲食，更想要快速減掉體重。誰不是這樣呢？但是我們希望你想想以下問題：長遠來看，匆匆忙忙變換飲食習慣，對你會有好處嗎？之前的經驗讓你了解到哪些狀況？你是否很快就減掉體重，但沒多久後又反彈回來？我們猜測你已經重複陷入同樣的陷阱很多次了，否則你不會找這本書來看。

我們希望你能把目光放遠，而不是執著於現在想減掉幾公斤。如果你也像大多數人一樣，一直在尋找一套完美的飲食方案，想要快速成功、輕鬆減重，那麼你可能沒有意識到：

❶ 你需要一個健康、合理、靈活、可持續的飲食計畫，而且這個計畫在你減重期間、希望維持減重效果時，你都能遵循。

❷ 在你減重以及想要維持減重效果期間，你需要一些技巧來讓自己在減重時堅持這項飲食計畫，無論你生活中發生了什麼、無論眼前有哪些陷阱。

❸ 在你開始遵循某個飲食計畫之前，你需要先學習十大基礎策略。只要每天練習，你就會越來越自律，也會越來越有信心，相信自己即

便情緒上不那麼甘願，但最終還是能完成該做的事。我們希望你執行更進階的任務之前，能先用一些簡單的小任務來增強自律與自信。所謂更進階的任務，就是改變進食時間與飲食內容。

　　這十大基礎策略，我們曾在《貝克心理飲食方案》中介紹過，可以大幅增加減重的可能性，並幫助你維持體重。成功的祕訣就是：就算受到誘惑，也不要馬上改變你的飲食計畫。相反地，要等到你對前八項策略已經駕輕就熟，再來考慮改變飲食。請依照接下來的順序，逐一掌握每一項技能，而不是只學你想學的其中幾種，這樣你才能學會如何控制飲食，而不只是照本宣科地按照別人制定的計畫吃東西。

　　這十項策略會貫串整本書，因為它們對避免或逃脫陷阱至關重要。事實上，如果你能夠持續使用這十項萬能的技巧，你就能減肥成功。但我們也從輔導個案的經驗中發現，每一個陷阱都需要一些額外的技能，或需要改變思維模式，又或者需要先把相關的問題解決。你可以先做完第 33 頁的測驗，找出自己的問題，征服你的個人陷阱。

　　學習這些策略不需要準備太多東西，只要備好一疊 3×5 的索引卡或空白名片、基礎策略檢查表（在第 40 頁）、逃脫陷阱計畫（第 253 頁），以及一本筆記本。就這樣而已！

　　在正式開始之前，先檢視一下你正在想些什麼。你是否已經出現了一些負面思維？你可能會想著：「這種方法感覺好麻煩，我想要快速減重！我只要讀一讀就可以了吧，不用真的實際練習。」

　　如果你真的有這些想法，那我們也想問問你，假設你最好的朋友一直在持續努力減重，有一天她跑來問你：「我到底該怎麼辦？我真的很想成功！」你會建議她不要做任何改變嗎？你明知道她已經重複失敗了好幾次，還會要她繼續使用以前的方式減重嗎？

該嘗試一些新做法了，一些真正有幫助的做法。如果你還是半信半疑，可以先做個實驗，你可以大致瀏覽這本書就好，但什麼都不要做，或者只練習其中一些你比較有興趣的策略，就這樣實驗幾週或幾個月。如果這麼做也能幫助你減重成功，那很好！但假如過程中你體重反而上升，或如果你真的很想實現持續減重的目標，我們希望你能明白這些技巧的必要性。

你要用來逃離陷阱的十項核心技能，就列舉在以下的基礎策略清單中，請在每天晚上勾選這份表格，剛開始的幾天裡，你要先聚焦在基礎策略 #1，因此只需要勾選第一項即可。進階到基礎策略 #2 之前，確保你已經練習策略 #1 幾天或一週，而且已經熟練了。接下來以此類推，繼續進行下去，逐步完成清單，並依序掌握這套基礎策略。

基礎策略檢查表

第 _____ 週

	日	一	二	三	四	五	六
01. 閱讀我的減重好處清單	☐	☐	☐	☐	☐	☐	☐
02. 坐下來慢慢吃，享受每一口食物	☐	☐	☐	☐	☐	☐	☐
03. 在一天裡的各個時刻肯定自己	☐	☐	☐	☐	☐	☐	☐
04. 閱讀我的提醒小卡	☐	☐	☐	☐	☐	☐	☐
05. 量體重	☐	☐	☐	☐	☐	☐	☐
06. 強化心智	☐	☐	☐	☐	☐	☐	☐
07. 控制飢餓感與渴望	☐	☐	☐	☐	☐	☐	☐
08. 依照時間表進食	☐	☐	☐	☐	☐	☐	☐
09. 遵循飲食計畫	☐	☐	☐	☐	☐	☐	☐
10. 找出或回顧我的「美好回憶」	☐	☐	☐	☐	☐	☐	☐

為什麼要每天晚上勾選這份清單呢？因為我們發現，有害的思維真的會妨礙你練習減重技巧。你可能會想，「這項技能也沒那麼重要吧，那就跳過好了」，或者，「我現在不想做，之後再說」。這份清單可以讓你有種必須完成任務的責任感，幫助你正視自己做到和沒做到的事。如果你這次真的想要成功減重並保持下去，那就該確實練習這些技巧。

那麼，準備好學習第一項基礎策略了嗎？

基礎策略 #1
列出一份減重好處清單，每天用來激勵自己

你想要減重一定是有原因的，可能有很多非常重要的原因，而且這些原因可能也已經在你的腦海中千迴百轉了很長一段時間。但是，你最該謹記它們的時候，可能反而把它們全都忘光了，比如當你被誘惑去吃一些不該吃的東西時。

回想一下你上次吃完東西又後悔的時刻。當時你有沒有去想，「我好想吃這個，但我更想減重，這樣才能更有自信、更有魅力，可以穿漂亮的衣服，動作變得很靈活」？你可能沒有想到這些，否則你也不會直接吃下去。所以這一次，你要一遍又一遍地重複閱讀你想減重的理由，這樣當你遇到陷阱時，就會像反射動作一樣想起它們，你會記得自制力為什麼對你來說如此重要。

請列出你認為成功減重的所有好處，也許你會列舉出十到十五個優點。下一頁中，你會看到潔西卡列出的清單範本，我們在第一章提

過她。可以的話，請把每一項好處單獨寫在一張小卡上。每天早上把這些好處讀過一遍，並且根據需要拿出其中一張小卡來提升你一整天的動力。

注意，不能只是把清單上的文字死背下來，否則當你受到強烈誘惑時，還是照樣會忘光。我們發現，重複閱讀的過程中，會幫助你去一一反思這些減重的動機，最後這些動機就會深植在你的腦海中。只有死背是不行的，一定要重複閱讀。

📋 潔西卡的減重好處清單

01. 跟老闆和部門主管說話時會更有自信。
02. 可以再次穿上以前的衣服，尤其是短褲和裙子。
03. 可以穿得比較繽紛，不用只穿黑色，還可以像以前一樣享受買衣服的樂趣。
04. 爬樓梯不會那麼累。
05. 可以在派對和婚禮上大方跳舞。
06. 可以和喬許一起參加更多活動，比如划船或健行。
07. 比較不會得糖尿病。
08. 可以為自己減重成功感到驕傲。
09. 不會再受飲食誘惑和負面情緒的擺布。
10. 不再害怕照鏡子和拍照。

你還可以時常洗牌，重新排列這些小卡，把當天對你來說最重要的好處放在最上面，接著細細想像，假如你實現每一個好處之後，那

種感覺會有多麼美好。你也可以在個人電子設備上輸入這份清單，在電腦或手機上設置提醒視窗，每天跳出清單中的不同好處。

列出你個人的減重好處清單，並且反覆閱讀和想像，可以幫助你：

- 聚焦在你投入時間與心力之後所獲得的回報，而不是你為了減重而「放棄」的那些東西。
- 當你快要落入陷阱時，幫助你在腦中鞏固減重的初衷。每次閱讀手中的小卡，都在強化腦中的神經通路，幫助你重新連接大腦的反射思考。

基礎策略 #2
坐下來慢慢吃，享受每一口食物

之後你可能會吃得比現在更少，所以我們希望你能學會如何從每一口中獲得最大的滿足。如果你平常吃東西很快，不會去注意每一口食物的話，這項技巧可能比你想像的還要難。你甚至有可能像一些其他飲食控制者一樣，會刻意不要去思考自己吃了什麼，以免產生吃東西的罪惡感。

但如果你不坐下來，就無法好好關注你口中的食物，因而剝奪了一份享受。站著吃東西的時候，我們常常不會注意到自己在吃什麼，也因此不會得到太多滿足感，這樣很可惜，而且如果沒有滿足感，往往會導致我們吃得更多。事實上，站著吃東西，反而會讓你一不小心就吃進好幾百卡路里，甚至更多。因為你可能是站在冰箱或食物櫃前面吃，也可能你把食物端上桌或收拾剩菜時吃了幾口，又或者，你在逛市場或超市的時候有人請你試吃，而且不知道為什麼，在多吃這幾

口的時候，你還會自我欺騙說這些吃進去的熱量「不算數」。但當然算！每多吃一口，熱量就會增加。

分心的時候，你也很難察覺自己在吃什麼，也許你在看電視、看雜誌的時候，就多進吃好幾口，或者一邊吃一邊跟朋友聊天，這都會分散注意力。當然你並不需要完全消除這些干擾，但你確實需要訓練自己在沒有干擾的情況下好好吃飯，完全專注於眼前的食物。

掌握專心吃東西的技巧之後，你可以試著重新進入有干擾的環境中吃飯，同時在環境中幫自己找一些視覺或聽覺的提醒，比如看到某張特定的椅墊，或在手機的應用程式設定提醒，看到或聽到這些提示時，就問自己：「我有沒有關注剛剛吃進去的食物呢？」如果沒有，先把餐具放到一旁，喝一口水，然後再重新開始吃。你也可以一小口一小口地吃，如果你以前五口就吞掉一整片蘋果派，現在你可以分成十五口，這樣你就多了十口，可以好好享受一番。

坐下來慢慢吃、專心吃，可以幫助你：

- 意識到自己實際吃進多少東西，而不會再無意識地吃下一片又一片的洋芋片。
- 增加對食物的享受，更加充分地體驗到食物的味道與口感，讓你用最小的代價獲得最大的好處。
- 獲得更大的心理滿足感。當你坐下來，把所以要吃的東西都放在桌上，絕對比邊走邊吃更有視覺上的滿足感。
- 帶來更大的飽足感。慢慢吃能讓大腦接收到較大的飽足感，這樣就能防止你吃得太多。此外，專心吃東西也能幫助你獲得飽足感和滿足感；相反地，如果狼吞虎嚥，無論生理上還是心理上，都不可能讓我們感到滿足。

基礎策略 #3

每練習完一項技巧或做出正確的食物選擇，就肯定自己

　　若想要成功，你需要提高自己的「成就感」，才有辦法堅信自己有能力做到該做的事。每當你運用了一項基礎策略，就在心中好好誇獎自己一番，對自己說：「你很棒！值得肯定！」比如你讀完了減重好處清單，或拒絕了額外的通心麵和起司的時候，都可以好好鼓勵自己，尤其你很不情願，但還是做到的時候，更是要幫自己加分。你也可以建立一套提醒來監督自己一整天的狀況，像是在行事曆上把該做到的事情列出來、在螢幕上設定通知視窗，或者在手機上設定鬧鐘。

　　這項技巧非常重要，因為有許多飲食控制者認為，在真正減重成功之前，自己都沒有資格被肯定。但這樣一來，他們就會錯失使用這項策略所能帶來的更多美妙之處，自我肯定可以幫助你：

- **自我激勵**。每當練習完一項技巧，以及做出健康的飲食決定時，都很值得被好好讚美一番。

- **用正確的心態看待失誤**。你可能會像我們輔導過的多數減重個案一樣，太過糾結於一天或一週內犯的一兩個小錯誤，因而忘記自己付出的其他努力，這時候，更該給自己一些讚美，這能扭轉負面狀態，幫助你更真實地看待自己的經歷，而不是過度關注失誤，產生扭曲的心態。

- **回到正軌上**。如果你常常對自己說：「你很棒！」一整天下來，你會發現，「我在晚餐時多吃了一口蛋捲，但我今天還做了二十件正確的事情，沒有關係，這只是一個小失誤。」這樣的想法能將你立

即拉回自我掌控的狀態中，而不是去犯下更多失誤。

- **度過艱難的時刻。** 在艱難的時刻中，你更加需要自信，這樣才不會直接放棄。肯定自己目前思維和行為上的所有正面改變，就能反覆證明你是一個有能力成功減重的人。當你累積的證明越多，你就越確信自己可以繼續努力下去。
- **明白減重成功並非來自僥倖。** 以前，當你的體重開始回升時，你可能會很灰心，想著：「真不知道當初是怎麼減重的。」而這樣的想法會讓你信心全失，降低你重新開始的動力。但假如你長期對自己練習技巧和做出正確飲食選擇表達讚許，你就會去想說：「我當然知道以前是怎麼減重成功，更知道我該做什麼來讓體重再次下降。」

> **注意**：千萬不要跳過這個策略！這策略很容易在一天當中不小心被省略，但堅持飲食計畫與維持體重的最好方式，就是信任自己。

基礎策略 #4

製作「提醒小卡」來應對負面思維

只要仔細想一想，你就會發現有許多負面想法會導致你屈服於食物的誘惑。因此要撰寫一份精彩的應對小卡，並且時不時拿起來閱讀，就能為一天中可能遇到的陷阱做好準備。

有害思維的開端往往像這樣：「吃這些計畫以外的食物沒關係，因為……」後面接著更多無益的想法：

「我很開心／難過／很累／正在慶祝。」
「這些是免費的。」

「沒人在監督我。」

「我正在聚會。」

「總不能白花錢吧。」

「裡面有健康的成分。」

「我可能沒機會再吃到。」

「我之後還會運動。」

「我已經努力一整天了。」

「不能浪費食物。」

現在想像一下，假如你時常閱讀以下這張提醒小卡：

我需要面對現實。 如果我的目標是減重，那就不該吃計畫以外的食物。當然我也可以明天再按照計畫飲食，但過去的經驗告訴我，此刻脫離正軌是不對的。如果我現在拒絕美食的誘惑，明天量體重時，我會很慶幸自己沒有亂吃。

這張卡片，以及你之後會製作的其他卡片，能幫助你在面對食物的誘惑時，繼續維持在正軌上。以下是製作卡片的方法：

❶ 每天早上先想想今天可能會發生哪些事，問問自己，「我可能遇到哪些具有挑戰性的飲食狀況或陷阱？我可能會出現哪些想法，導致我落入陷阱？這些情況發生時，我希望能告訴自己什麼呢？」

❷ 當你對吃下去的食物感到後悔時，也問問自己：「剛才的哪些想法

造成我吃了不該吃的東西？我希望當時能對自己說些什麼？」

　　將你的答案寫在卡片上，或使用手機記事本或其他應用程式。如果你覺得要寫出有說服力的答案很困難，也不要擔心，接下來我們會提供你許多方向。

　　每天早上閱讀你的提醒小卡，在踏入充滿食物誘惑的環境之前，也可以拿出來讀一下。如果你遇上了突如其來的美食，那就暫時離開，去一個安靜的地方，然後再次閱讀這些小卡。學會製作提醒小卡，並培養每天自律閱讀它們的習慣，才能漸漸制定出一套對自己有效的逃脫計畫。

　　如果你發現自己腦中充滿有有害思維，干擾了你學習書中技能的過程，也可以用提醒小卡來應對。比如你可以會想：「就算不練習基礎策略也沒差，反正……我太忙了，我不是真的需要這些東西，我不喜歡練習這個。」

　　製作提醒小卡，可以幫助你：

- **預測可能出現的有害思維**，並提前做好準備。
- **實踐新想法**。畢竟光在腦中想著減重的好處或演練正面思考，這些都是不夠的，你還需要去加以關注和想出一套方式，來有效應對那些有害思維，讓你停止自欺欺人，尤其是當你認為自己可以不用練習，或不按飲食計畫來減重的時候。
- **找出一套替代方案來面對脆弱的時刻**。當你受到強烈誘惑時，給你的大腦一些別的事情做，這會非常有幫助。拿出小卡這個動作，可以給你的身體一個感官上的提醒，幫助你記起自己的長期目標。

基礎策略 #5
每天量體重

這個建議是否讓你很驚訝？也許你之前曾經聽過，每週只要量一次體重就好。讓我們來解釋一下為什麼這是一個關鍵的基礎策略。

當減重者第一次來找我們諮詢時，我們發現，有許多人會避免量體重，尤其是擔心自己變胖，或不想面對飲食失誤的時候更會如此。但假如你知道自己隔天一早必須量體重，面對食物誘惑就會比較容易自我控制。

也有許多人發現，每週只量一次體重是有問題的，因為體重計上的數字不一定會反映出你的整體狀況。你是否也有遇過以下這種情況呢？前一天你的飲食狀況堪稱「完美」，但隔天早上卻發現體重增加了兩磅（〇‧九公斤）。這可能是來自於荷爾蒙波動、水腫、睡眠不足，或者是一些未知的生理變化。事實上，我們的體重本來就不可能每天或每週持續下降，減重並不是這樣的。如果你每週只量一次體重，而那天剛好是一整週裡體重比較重的那一天，你就會感到很氣餒，甚至有可能會因此想放棄。所以，每天量體重能幫助你習慣數字的正常波動。

每天早上吃早餐之前先量一下體重，只需要量一次就可以了！你可以在筆記本或應用程式上作記錄，只要確保不間斷，無論用哪種方式都沒問題。

如果你一點都不想量體重，那你可以先製作一些提醒小卡，寫上為什麼量體重是一項必要的策略。

每天量體重可以幫助你：

- 就算某天體重稍微上升，你也不會過度糾結。假如你習慣每週只量一次體重，只要變重一點，你就有可能感到很氣餒。但如果你每天都量體重，你很快就會知道要看得長遠一些，因為你每週都有七天時間來確認這是不是屬於正常的體重波動，而且隨著你持續減重，數字一定會下降。
- 讓你每天都更有責任感。當你知道亂吃可能會反映在隔天的數字上時，你就會更容易堅持原定的飲食計畫。
- 讓你對體重計上的數字不再那麼敏感。量體重的次數越多，你就越有機會明白，體重只是一個數字，跟你的個人價值無關。

基礎策略 #6
強化心智

　　在犯下飲食失誤之前，大家常常會出現以下這個有害的念頭：「只吃一次應該沒關係吧，不會因為這樣就變胖。」這個念頭會讓你認為，就算吃進不該吃的東西，也不會有任何後果。

　　你確實不會因為吃了一口就變胖，但這麼做會帶來一個非常嚴重的後果，那就是你這次讓自己破例，就更有機會下次繼續破例，然後一而再、再而三地犯下飲食失誤。每一次破例，都會讓我們的「僥倖心態」越來越嚴重，最終導致你對自己堅持計畫的能力越來越沒自信。如果想成功減重並繼續維持身材，那麼這種僥倖心態就要越少越好。同時，當你受到美食誘惑、很想暫時脫離飲食正軌，但卻堅持下來了，那麼你的心智就會越來越強大，遇到食物誘惑時也會更有信心。你會開始認為，自己是一個面對誘惑依然能挺直腰桿的人，如此一來，往後就能更輕鬆地對抗誘惑。

所以，以後當你必須抵禦美食的引誘時，要不就是去強化自己的心智，要不就是削弱你的僥倖心態。而正因為如此，每一次你決定跳過練習某項基礎策略，或者吃進一些不該吃的食物，都會帶來嚴重的後果。

　　無論你對自己的生活定下什麼樣的目標，只要越有自信去實踐，努力的過程就會越輕鬆，最終也越有可能實現目標。我們輔導過的減重個案，都能夠好好控制自己，無視眼前的美食誘惑，他們也都很高興自己能夠做到。芝加哥大學的研究報告也有類似的發現 4。成功抵抗誘惑，甚至是「放棄」眼前的食物時，他們的情緒反而變得更正向。一旦你能夠自我控制，你會為自己感到驕傲，並且因為不用再糾結於吃或不吃的問題，心裡也會輕鬆不少。

> 每個決定都很重要。如果我選擇破例，可能會增強我的僥倖心態，削弱我的意志力，以後就會越來越容易投降。但如果我決定自制，就能強化我的意志力，削弱僥倖心態，以後就更能做出好的決定。每一次都很重要。✎

　　想一想你過去有多少次破例，以及這些例外如何反映在你的體重上。以上面的小卡為範本，製作一張你自己的提醒小卡，每天反覆閱讀，這樣下次當你想著「只吃一口沒關係」的時候，就能練習做出正

4 W. Hofmann, M. Luhmann, R. R. Fisher, K. D. Vohs, and R. F. Baumeister, "Yes, but Are They Happy? Effects of Trait Self-Control on Affective Well-Being and Life Satisfaction," *Journal of Personality* 82, no. 4 (Aug. 2014): 265–77, doi: 10.1111/jopy.12050.

確的決定。你以前可能會自欺欺人地想：「只是一小片蝴蝶脆餅而已，不會超過二十大卡吧。」然而，你應該關注的不僅僅是熱量，而是一種習慣。

強化心智可以幫助你：

- 培養減重所需的自制力。成功需要建立良好的基礎之上，而擁有強大的心智對抗誘惑，飲食計畫也會變得更加容易。
- 預先做好面對陷阱的準備。運用這些基礎策略，通常會讓飲食計畫以及往後維持體重相對更加順利，但過程中一定還是會出現陷阱，而強大的心智能幫助你遠離陷阱！

基礎策略 #7

控制飢餓感及想吃東西的渴望

如果你在掌握前六項技能的過程中，一直小心翼翼地控制飲食，那麼你可能早就體驗過飢餓感以及對食物的渴望。假如你曾經屈服，吃下了比計畫中更多的食物，那也不用自責！畢竟你還沒學會所有的策略，也還沒學會所有必備的技能。

最後，你一定會明白，就算正在經歷飢餓或渴望，你也不會去做任何事。一旦開始按照時間表進食（下一個基礎策略），你就會發現：當飢餓感和想吃東西的渴望達到高峰後，就會自動開始消退，這是所有成功控制飲食和維持體重的人都知道的事實。這些感受並不會越來越強烈，到你無法忍受的地步。

我們曾經請輔導過的減重者做一項飢餓和渴望的實驗，當然除了那些礙於醫療因素無法禁食的人除外。結束後，他們常會告訴我們，

在這個實驗的過程中，他們覺得那是自己生命中最自由的時刻之一，因為這幫助他們在知識與情感層面上相信，自己永遠不必擔心飢餓或渴望的問題。

📋 飢餓與渴望實驗

這項實驗有三個步驟。

01. 在筆記本上列出你的「不適感等級」，每個級別至少寫下一項經歷，請參考以下的範例。

嚴重不適	中度不適	輕微不適
手術後	偏頭痛	平時的胃痛

02. 選擇一天，吃一頓美味又有飽足感的早餐，然後晚餐前都不要再吃任何東西，渴了就喝點水，但不要用喝水來止飢。

03. 設定鬧鐘，每隔一小時就提醒一次。鬧鐘響後，就去看一下你的不適感量表，問問自己：「我目前因為飢餓感或想吃東西，感覺有多不適？」並重新回想一下：「前一個小時我感覺有多不適？」在筆記本上寫下此刻的時間，以及你對這兩個問題的答案。

接下來你應該就會像其他飲食控制者一樣，發現飢餓和想吃東西的感覺幾乎從來不會超過「輕微不適」的範圍，而且這些感受通常幾分鐘之後就會消失，尤其如果你當時正專注做其他事情的話，更是如此。就算它們很快又再次出現，也很少會達到中度或嚴重不適的程度。透過這個實驗，你將向自己證明，你絕對可以忍受飢餓和想吃東西所造成的短暫不

適感，因為你生活中還有許多其他更大的不適感，你都已經撐過去了。

....

　　理想的情況是，從現在起，每當你想吃不該吃的東西時，你就能夠接受不吃帶來的輕微且短暫的不適，並且自動把注意力轉移到其他地方。但在這之前，你可能會需要先做一個練習，那就是：刻意分散注意力。請在一張小卡上，列出一份能夠強烈吸引你注意的活動清單，如果你隨身攜帶手機，也可以把清單列在手機上。你可以列兩份清單，一份是在家裡做的活動，另一份是在工作場合中做的活動。

　　以下是潔西卡的清單。

....

🖥轉移注意力清單

散散步

打電話給以薩、瑪雅或湯姆

寫電子郵件

在網路上亂逛

看看有趣的 YouTube 影片

玩手遊

清理辦公桌的抽屜或壁櫃的架子

玩填字遊戲

剪指甲或做臉部保養

....

　　如果還有想到其他活動，就繼續加入清單裡，接著在你遇到飲食

陷阱時，就去做清單上的這些活動，直到想吃東西的衝動消失。

控制飢餓感與想吃東西的渴望，可以幫助你：

- **繼續堅持下去**。面臨美食誘惑時，你就有能力告訴自己：「沒關係，這只是一種衝動，等一下就會消失了。」
- **增加你的信心**。當你真正掌握了這項技能，就不必害怕潛在的飲食陷阱了！你會明白，自己絕對能渡過不吃東西所造成的輕微不適。

基礎策略 #8
依照時間表進食

你知道大多數的飲食控制者是什麼時候遇到麻煩的嗎？就是衝動吃東西的時候。而且這些時刻，他們通常會吃得比預計中的還要更多，很少會吃得比較少。

你是否曾經答應過自己，在某個時間之前不要吃東西？但後來你在商店、聚會、會議或自動販賣機裡，發現了一些讓你垂涎三尺的食物。最後，你就衝動地吃起來了。這都是因為你還沒有掌握按計畫飲食的訣竅。

你可以這樣練習：首先，把重點放在什麼時候吃，而不是吃什麼。這也是下一個基礎策略的要點。透過不同的嘗試來找出最適合自己的進食時程，比如你可能會這樣安排：早餐、點心、午餐、點心、晚餐、點心。有的飲食控制者一天只吃三餐，不吃任何點心，也有些人喜歡在三餐中間加上兩頓點心。要記得，你能夠持續維持的時間表，才是最好的時間表。你可以安排每一餐和點心之間的間隔時間，最多兩個小時。以下是最適合潔西卡的時間表：

早餐	07：30 至 08：30 間
午餐	12：00 至 14：00 間
下午茶	15：00 和 16：30 間
晚餐	17：30 至 19：30 間
宵夜	20：00 和 21：30 間

按照時間表吃東西，可以幫助你：

- **減少對飲食的糾結**。你不會再問：「我該吃這個嗎？還是不該？」因為只要不是進食時間，就不應該吃。
- **避免衝動飲食**。你以前可能會不小心衝動地吃東西，但只要按照時間表進食，你就會發現比較不容易破功。

基礎策略 #9
採用並適應你可以長期遵循的飲食計畫

如果你想擺脫飲食陷阱，好好減重，並持續下去，你絕對會需要合理、靈活、又有營養的飲食計畫，假如你吃得不健康或過度限制飲食，就很難長期維持下去。

你可能會問，為什麼？為什麼不能吃得很少、快速減重？攝取的熱量少於燃燒的熱量，這不是所有減重計畫的基礎概念嗎？

答案是：沒有這回事。假如你在短期內大幅減少攝取的熱量，等到瘦下來之後想要稍微吃得正常一點，就一定會再胖回去。所以，我們並不希望飲食控制者採取無法長期維繫的飲食策略，除非是在有醫療機構照顧的情況下。減重和維持體重的飲食計畫應該要一模一樣，

而不是「只要再撐過三週，就能獲得完美體態」，這就是減重最終失敗的原因。你需要的，是一個長期計畫。

我們也不會推薦特定的飲食內容，因為每個人覺得健康、好吃和願意長期吃的食物都不一樣。有些研究會指出，吃某種食物更能帶來明顯的減重效果，但這通常只是減掉八磅（三‧六公斤）還是六磅（二‧七公斤）的差別而已，沒有太大的影響[5]。因此，最好的飲食計畫應該要是健康的，也必須是你能堅持下去的，攝取的熱量更要有辦法長期支撐你的生活方式和食慾。

飲食計畫也必須包含適當的營養。千萬不能自欺欺人地認為，只要不超過當天的熱量標準，就可以吃任何你想吃的東西。因為有些食物能夠帶來飽足感，像是蛋白質、脂肪和纖維質；而也有些食物會讓你更快感到飢餓，讓你更想吃東西，尤其是加工過的碳水化合物和糖分。如果飲食不均衡，遲早會出現健康問題。

我們幫助減重個案時，傾向讓他們多吃瘦肉蛋白、全穀物、水果和蔬菜，並確保他們攝取適量的健康脂肪，這能幫助他們吃得飽，也滿足對食物的渴望。此外，我們也會建議他們不要吃太多加工食品、碳水化合物以及含糖飲料。但他們並不會完全排除某樣特定食物。

以下這點也很重要：如果你選擇的飲食計畫排除掉你所喜歡的食物，那你可能需要調整一下。比方說，假設你很喜歡吃麵包，但你的飲食計畫裡面卻沒有麵包，你有朝一日還是會破功。所以我們希望你

---

5 F. M. Sacks, G. A. Bray, V. J. Carey, S. R. Smith, D. H. Tim, S. D. Anton, K. McManus, C. M. Champagne, L. M. Bishop, N. Laranjo, M. S. Leboff, J. C. Rood, L. de Jonge, F. L. Greenway, C. M. Loria, E. Obarzanek, and D. A. Williamson, "Comparison of Weight-Loss Diets with Different Compositions of Fat, Protein, and Carbohydrates," *New England Journal of Medicine* 360, no. 9 (Feb. 2009): 859–73, doi: 10.1056/NEJMoa0804748, PubMed PMID: 19246357, PubMed Central PMCID: PMC2763382.

不要把麵包排除，無論是現在或未來，你都沒有任何理由需要這樣做。你只需要學會本章和這本書介紹的技巧，用來限制自己大量攝取某些食物就好。

　　要記得，我們不希望你安排一份自己無法堅持下去的飲食計畫。如果你認為自己可以終生不吃某個你愛的食物，這是非常不切實際的。我們輔導的許多減重個案甚至會讓自己每天吃一點點垃圾食物，多數人會計畫晚上的時候吃，因為這樣他們一整天都會很期待，而且這樣也讓他們更容易在白天的時候避開零食，他們會想：「雖然我現在很想吃那塊餅乾，但我可以忍住，因為我更想吃晚餐後的點心。」而且每天晚上都吃，也使他們不會一下子吃太多，因為他們會知道自己明天、後天、大後天還有接下來的每一天，晚餐後都能吃到這種點心或其他垃圾食物。

　　要確保你的飲食計畫是可以靈活變通的。你無法完全掌控飲食內容，尤其是吃外食的時候就更加困難。因此，你需要的飲食計畫，應該是要讓你在現有的食物中攝取合理的熱量。

　　你可以每天晚上寫下隔天的飲食計畫，或每天早上寫下當天的食物內容，安排自己要吃什麼、吃多少、什麼時候吃。接下來的一天裡，就記錄自己實際上吃的東西，如果吃了不該吃的，就用大大的字寫下來，不僅能誠實面對自己的錯誤，也同時幫助你發現下次的規劃應該要如何調整。

　　你也不必一輩子都在寫飲食計畫，只要學會如何遠離陷阱，你就能在心中制定計畫。你會知道自己適合哪些食物，什麼樣的份量可以讓你持續減重，並且繼續保持體重。

　　採用健康、均衡又適合自己的飲食計畫，預先規劃要吃什麼，並在過程中監測自己的飲食內容，可以幫助你：

- **保持健康。**營養豐富的飲食不僅能提供所需的營養物質，還能大幅降低飢餓感和想吃東西的渴望。
- **抵制吃東西的衝動**，防止你吃了之後又後悔。就算現在不能吃某個想吃的東西，但你可以把它放入隔天的飲食計畫中。
- **增加你的責任感。**當你知道你必須把吃過的東西記錄下來時，就比較不會去吃計畫外的食物。

基礎策略 #10
找出或回想值得讓你繼續堅持下去「美好回憶」

減重失敗的人，往往是因為經歷了一些困難就放棄了，而其中一種最有害的想法，就是「這根本不值得我這麼努力」。這就是為什麼你應該建立一個記憶庫，提醒自己為什麼值得奮鬥。回想一下你成功控制體重，並感到驕傲的時刻，可能有：

- 有人讚美你的身材
- 穿上了較小尺寸的衣服
- 體重下降
- 動作變得更優雅、更靈活
- 在別人面前感到更有自信
- 在電影院、飛機上或遊樂園的椅子上坐得更舒服
- 在聚會中也吃得很開心，因為一切都還在你計畫的熱量範圍之中，你覺得一切都在你的掌控中
- 當你在一個活動中玩得很開心時，因為你遵循了你的飲食計畫，並感到自己在掌控之中

- 就算是度假回來，也不害怕量體重

　　在筆記本上保留一個「美好回憶」區塊，用日記的方式來記下這些成就，或者也可以寫在小卡和電子設備上。使用日記應用程式或許更好，因為你可以隨時隨地記下來，甚至附上照片或影片。如果你目前覺得飲食計畫過程還算輕鬆，可以一個禮拜閱讀一次這些回憶就好，而如果你現在處於飲食計畫的瓶頸，就每天閱讀一次。

　　以下是潔西卡的美好回憶。

5 月 5 日

我感覺很好！我去參加了艾比蓋爾的聚會，也控制得很好。我依照計畫只吃一塊蛋糕就沒有再吃了，但我很享受那塊蛋糕，因為我吃得很慢，好好體驗每一小口，而且完全沒有內疚感。雖然當時我很想再吃第二塊，但我也提醒自己，不值得這樣做，就算吃了也不會享受，因為我會為此感到自責。離開聚會後，我感到很自豪；這種感覺真好，這是一個美好的回憶。

　　找出能讓你繼續堅持下去的「美好回憶」，能幫助你：

- **增加快樂和自豪感。** 當你專注於這些正面的情況時，能延長了自信和正向的感受，這些感受是來自於你成功控制自己的飲食。
- **遇到困境時，能增加你的動力。** 回想這些對你有意義的重要記憶，可以讓你深度想像並重溫這些正面的時刻。記住這些時刻的感覺有多美好，會讓你由衷地產生一股成就感，帶給你繼續前進的力量，尤其是當你很難自我控制的時刻。而這樣可以幫助你長期持續減重。

小結：如何建立逃脫計畫

在每個章節的結尾，你都要為預計會遇到的特定情況設計一個專屬的逃脫計畫。本書附錄中有空白的逃脫計畫範本。針對每種陷阱設想可能會出現的情況，並為每種情況制定出逃脫計畫。以下是建立逃脫計畫的步驟：

❶ 在最上方先寫下陷阱名稱。

❷ 描述可能出現這種陷阱的具體情形。

比如：

- 在丹尼爾和希拉蕊辦的足球派對上，他們會一直灌我酒。
- 我們跟孩子一起去吃「吃到飽」自助餐，我會禁不起誘惑，不小心吃太多。
- 對抽血檢查的結果感到焦慮，我會想靠吃東西來緩解。
- 星期五沒有足夠的時間吃午餐，所以整個下午我都很想吃零食。

❸ 記下你腦中出現的有害想法。在這些情況下，你通常會想些什麼？

以下是潔西卡的例子：

- 今天是莫莉的婚禮，我應該好好享受，想喝酒就喝酒。
- 伊森可以吃什麼，我就可以吃什麼。

回顧本章節中的陷阱，看看是否還有一些可能出現在你腦中的其

他想法，並加入清單中。

❹ **針對每個有害想法，分別寫下具有說服力的回應方式。** 你可以查看之前已經做好的提醒小卡，並複習本章和其他章節中的相關資訊，也可以想像假如有朋友處於類似的情況時，你會對他們說些什麼。潔西卡針對有害想法的回應如下：

- 如果我堅持原定計畫，婚禮結束之後我會感到高興，我會為自己感到驕傲
- 如果想要減重，我就必須堅持我的計畫。伊森在吃什麼根本不重要，因為他沒有要減重。如果我真的那麼想吃他現在吃的東西，我可以把這些食物列入明天的飲食計畫，當然份量必須少一點。

如果你覺得自己卡關了，無法想出能說服自己的回應方式，也可以向朋友求助，或到線上論壇跟其他飲食控制者一起討論。

❺ **制定一份策略清單。** 在第三欄寫下你可以運用的技巧，參考任何相關的章節，特別是本章。填寫這一欄的時候，要注意是否出現其他的有害思維，像是：

- 我知道我應該從椅子上站起來，去重新閱讀我的減重好處清單，但我卻一點都不想。

把這些想法及你的反應都加入表單的第一欄和第二欄中。

❻ 經常回去查閱你的逃脫計畫。在陷阱出現之前，反覆閱讀，甚至是補充你的逃脫計畫，等到狀況發生時，你就越有機會成功逃脫。

❼ 修改逃脫計畫。事情過去之後，可以回過頭來檢討這些逃脫計畫的效果。比如：你的自我提醒是否有力？你是否有出現其他有害的想法？你是否需要其他策略？修改你的逃脫計畫，好讓你在下次需要時，更能獲從中得幫助。

　　到了這個階段，你應該已經有一份很完整的逃脫計畫了。你也可以把提醒事項都寫到提醒小卡上、把策略寫到紙本或記事軟體的策略清單中，或者就用原本的筆記本持續反覆回顧這些逃脫計畫。事實上，就算你之後發現隨身攜帶小卡很有用，也要繼續定期回顧原本的計畫。你可能會發現，某些有害思維經常在不同的陷阱中出現，而你設計的許多策略，也會適用於其他陷阱。

　　在建立、修改和檢視這些逃脫計畫時，您也會同時產生一種全新的心態，幫助你找到更有效的策略。一定要把逃脫計畫寫下來，才會更加清晰明瞭，並且幫助你記住計畫、全心投入改變，好讓你在實現減重目標的道路上繼續堅持下去。

你準備好了嗎？

　　好了！現在你已經了解十大基礎策略，以及建立逃脫計畫的方式，接下來請翻回第 33 頁，先看一下「你最大的陷阱是什麼？」這項小測驗中，哪一項陷阱你得分最高，然後再翻到相應的章節，仔細閱讀其中的案例故事，尤其要注意你特別有共鳴的情況和有害的想法。從每

一章的結尾，你都可以把這些案例故事中的教訓運用到自己的生活中，幫助你為可能出現的困難情況制定出逃脫計畫。而透過繼續閱讀這本書，你也會學到更多策略，不斷完善逃脫計畫。你將會深刻明白，自己經歷的種種困境其實是很普遍的情況，也會發現，使用逃脫計畫來克服陷阱是多麼有效。

持續使用這些策略，能幫助你實現長久的減重目標，這些策略也能幫助你實現其他重要且有意義的目標。

此刻正是把自己從陷阱中解救出來的時候！

PART

2

內在陷阱：
我是如何困住自己的？

CHAPTER 03

壓力陷阱

除非事先作好準備，否則壓力陷阱不僅是減重之路上的一大障礙，更有可能會變成一個吞沒你的黑洞。壓力往往會破壞減重的動力，想想看，你有多少次聽到自己說，「我太忙了，沒時間去吃東西，隨便吃個速食當晚餐就好」，或是「我壓力很大，根本沒辦法去思考什麼健康飲食，下禮拜再說吧」。

我們發現，坊間所有的飲食計畫，大多沒有幫助飲食控制者做好應對壓力的準備，這一點相當令人費解。他們總說：「只要按照我們的計畫進行就可以了。」但事實上，若想要成功，你還需要知道許多其他技巧，像是你有時候難免會很累又很忙，而在心力交瘁的幾天、幾週甚至是幾個月的時間裡，你該怎麼做呢？你要如何渡過這些困難時刻，不讓壓力陷阱破壞你為健康飲食付出的努力？你需要學習解決問題、確定事情的優先順序、應對有害的想法，還要照顧好自己，這樣才會有時間和力氣來讓自己維持在正軌上。

你之前可能發生過許多次因為壓力而減重失敗的情況，你可能會說：「本來狀況很好，直到發生了那件事……。」你可以參考以下減重者的經歷，看看是否與你的狀況雷同。這些減重者後來都成功處理了他們的壓力，只要你學會方法，一定也能做到。

#1：我太忙了

你行程滿檔，壓力很大，無法騰出時間來實行健康飲食。

米蘭達是一位單親媽媽，有兩個兒子，一個國小，一個高中。她在一家服裝店做正職，同時還在攻讀學士學位。她第一次來找我諮詢時，根本不需要告訴我她壓力很大，因為一切都是如此顯而易見。

米蘭達匆匆抵達，遲到了十分鐘，還一邊講電話。「對不起，」她一邊掛掉電話，一邊對我說。「我兒子身體不舒服，我得拜託人幫我去學校接他。」在她說話的同時，她的手機又響了，她接起來，對另一頭的母親說她一個小時後會回電。

幾年前，米蘭達經歷了痛苦的離婚過程，而這正是她體重增加的主要催化劑。「說實話，我當時真的快崩潰了，」她告訴我，揉碎了手裡的紙巾。「我就是從那時候開始暴飲暴食的。從高中開始，我的體重一直差不多，但離婚後就一直變胖，現在我已經胖了七十磅（約三十二公斤），而且還在繼續變重。」

她看著窗外。「很多時候我都覺得自己像隻無頭蒼蠅，我壓力很大，而且不敢相信自己竟然要來做減重諮詢。」

每個人的生活中都會有壓力，而適度的壓力，可以讓大多數人獲得成長。好的壓力能使我們的生活更有動力，激勵我們去面對挑戰並完成目標。運動員、演員、交易員，還有許許多多成功人士，都是在適度的腎上腺素刺激下成長茁壯。但就像米蘭達的狀況，對許多人來說，壓力也有可能慢慢成為一種負面影響，尤其是身處財務困難、負擔了過多的責任、缺乏情感或實質上的支持、感情破裂、工作難關或疾病的時候。

米蘭達每天早上一起床，就覺得自己的壓力指數開始飆升，要費盡全力才能過完一整天。交通、工作、課業和家庭義務的壓力占滿她的每一天，萬一孩子生病了，她就會更加焦頭爛額。多數日子裡，她把孩子們從課後活動接回家時，已經接近晚上七點。這個時間大家都餓壞了，所以晚餐通常是吃披薩，或她在回家途中買的速食。

米蘭達很常一邊吃飯，一邊講電話、閱讀電子郵件或做家事，有時她只是隨便吃點東西充飢，根本不會花時間好好吃一頓飯。而只要吃了幾口，接下來她就會整個晚上都在吃，吃剩菜和家裡的所有零食，這些零食通常都不是很有營養。

「我知道這不僅對我不好，對孩子們也不好，」她說。幾個月前，學校的護理師就已經寄過信給她，信裡寫著她早已知道的事實：她的兩個兒子都體重過重。她知道自己沒有樹立好榜樣。「他們的健康和我的健康，是我想改變飲食方式的主要原因，」她說。「但我不知道怎麼做，而且我每天都沒時間。」

米蘭達從我們的第一堂課開始學習基礎策略 #1。每天早上，她會閱讀自己列出的減重好處清單，並且隨時檢視提醒小卡、鼓勵自己，她覺得這些步驟一點也不費力。然而，當我們進入到坐下來慢慢吃、用心吃的這個步驟時，她猶豫了。她固然理解這個技巧背後的道理，也知道雖然自己必須吃得比較少，可是專心享受每一口食物，能幫助她獲得最多的滿足感。

但是，她還是對此表達了些許遲疑。「我覺得我沒有時間坐下來吃早餐，」她說。「平常我都只能隨便拿一片鬆餅，一邊吃一邊整理桌子，還要確認孩子們已經整理好書包。」而午餐時段，米蘭達還要處理一些自己或孩子的瑣事，她之前也提過晚餐時間必須同時做很多件事。如果想要成功，米蘭達首先必須找出一種生活方法，讓健康飲

食成為她的首要任務，否則在如此繁忙的日常裡，減重永遠不可能成功，至少就目前而言，有些事情需要改變。

於是我們一起檢視她的行程表，發現有一些行程其實是還有調整空間的。如果要坐下來好好吃飯，米蘭達可以將她平常早上和晚餐時間做的家務，挪到吃完飯或週末再做。此外，她也需要多花些時間照顧自己，替自己好好充電。所以我們集思廣益，提出了幾種方案，比如早半個小時起床，好好準備一份營養的早餐，和孩子們一起慢慢吃，吃完還有時間可以確認他們的書包是否已經整理好。本來她沒有時間收拾餐桌，後來她想到，可以把這項任務分配給兩個兒子，每天吃完早餐之後，大家要各自把東西收好、餐盤放入洗碗機，並把桌子擦乾淨。我們還研究出她可以取消、減少或交給其他人處理的任務，至少在這段期間內可以如此變通。現在我們有了很好的計畫，接下來則需要檢視有害思維是否會妨礙到她更加進步。

米蘭達覺得，鬧鐘提早半小時響起時，她可能會想：「我其實不需要現在就起床。我可以像往常一樣隨便吃個東西當早餐，應該沒關係吧。」但仔細思考後，她得出的結論是，如果太晚起床，早餐吃得太過隨便，會降低她吃東西的滿足感，而且會讓飲食習慣變得越來越糟糕，甚至成為孩子們的壞榜樣。因此，她製作了提醒小卡，如下：

早上鬧鐘一響，就提醒自己：早餐狼吞虎嚥無法幫我減重。如果賴床，就沒有時間好好吃早餐，還會因為沒有起床而感到內疚。另外，我也想當孩子們的好榜樣。所以，現在馬上起床！🖉

接下來我建議米蘭達也思考一下讓兒子們收拾餐桌這件事，而她果然察覺了自己的內疚感。她說：「只因為我要減重，就讓兒子們做額外的工作，感覺很不公平。」這就是有害思維，於是我們討論該如何用另一個角度看待這個情況，米蘭達發現，讓兒子們一起做家事，其實是一件好事。於是，她在提醒小卡上寫道：

> 把家事分配給孩子們做對他們來說其實有好處，並不是一件壞事。他們可能會因此覺得自己對家裡來說很重要，並學習責任感。✏️

有了這兩項晨間行程的改變，米蘭達一整天的壓力指數也慢慢開始降低了。

逃脫此陷阱

其實，要成功擺脫忙碌陷阱，其中一個方法就是承認自己也是有極限的。重新思考事情的優先順序，把一些事情交給其他人來做，可以讓你獲得更多空閒時間。

- 若想成功減重，你必須把健康的飲食當成生活中的首要任務，而不是把吃東西這件事情隨意塞進一天的某個小空檔中。
- 思考自己平日的行程，你的日常日程。看看是否有些任務是你至少可以暫時進行以下的變更：
 減少（接下來幾週，能否少扛一點責任？）

不用那麼完美（屋內如此一塵不染，真的有必要嗎？）

不必再做（讓孩子坐公車去學校，不用自己開車載他們去，如何？）

減重需要投入時間和精力，而你不可能在一個已經裝滿的杯子裡繼續加水，你勢必得將原本的水倒掉一些。同樣道理，你必須在生活中騰出時間，才有辦法達到目標。但這會很值得！

- 問問自己，我可以請誰來幫助我做某些事情？有時候，我們被生活壓得喘不過氣時，真的很難停下來好好思考要向誰求助。想想你的家人、朋友、鄰居、同事，還有孩子班上朋友的父母。其實別人往往很樂意幫忙，或至少不排斥伸出援手，但如果你從來不開口，當然永遠只能靠自己。

#2：不合理的規則

你為自己定下過度嚴格的規則，導致壓力很大。

米蘭達也覺得可以把一些非必要的瑣事都到週末再做，但她不知道要怎麼安排。「我的星期六和星期日已經排得很滿，有學校的功課，還要做家事，要去買東西，有時還要去看兒子的運動比賽或練習。」

我說：「讓我這樣問吧，假如你有腎臟問題，每星期六日都必須去洗腎，每次至少要花一個小時，你會怎麼做？你會排出時間嗎？」

「當然會！」

「這就表示，假如你必須在週末空出一段時間，你毫無疑問是可以做到的。」

米蘭達點了點頭。我們發現，假如她不要像平常一樣，去看兒子們每一場足球和籃球練習，而且還一直在場邊待到結束，那她就可以

空出很多時間。於是，我們想了一些其他方案：

- 她可以送兒子去球場，練習完再去接他們回家。
- 她可以在練習結束前半小時到場邊看他們。
- 她可以找別人，比如她的哥哥，開車送他們來球場，她哥哥也可以留下來陪外甥。

「我不知道，」但她嘆了口氣。「這樣做我真的會感到很內疚。」

我於是問米蘭達，她的自我要求是不是過高，總是想要盡可能為兒子們做到每一件事。她想了一下，然後承認道，她覺得自己必須付出百分之一百一十的努力，才能彌補離婚的傷痛，也才能確保兩個兒子都過得很好。就算她知道讓孩子們多跟舅舅亞當相處其實是一件好事，但「我應該自己做到每一件事」的標準還是會困擾著她。

不合理的規則，會讓原本就已經很困難的情況，變得更加艱鉅。此外，我們也可能從未意識到，有些期望其實沒有任何益處。米蘭達顯然需要從不同的角度來看待自己的狀況。「我想知道，假如你最要好的朋友身處同樣的情境，你會對她說些什麼呢？」我問道。

米蘭達思考著。「我想我會告訴索尼婭，如果她的目標是減重和變健康，她必須做出一些改變，就算這些改變，可能會影響到孩子。」

「如果她不同意呢？如果她說，『我應該要去參與孩子們的所有活動，也應該自己完成所有事情』，你會怎麼回答她？」

米蘭達大嘆了一口氣。「我會告訴她說，健康比什麼都重要，參與孩子們的每一項活動固然很棒，但她不該這樣做，至少目前如此。因為對她的孩子們來說，她的健康也比參加他們每場比賽還重要。」

說完後，米蘭達發覺，她應該聽取自己的建議。於是她製作了以

下的提醒小卡：

如果我想變健康，也希望孩子們健康，就必須把健康飲食放在首位。雖然我不去看他們每場練習和比賽，他們可能會失望，但他們可以克服。讓亞當多加參與到他們的生活中，也會很好的。✎

接著，我們又討論了一項新的標準。米蘭達發覺，她應該要把「付出百分之一百一十的努力」這項規則，修改得更溫和、更有智慧。「我應該要當個好媽媽，同時也要照顧好自己。」但是，她仍然很難想像自己必須減少對孩子們的付出。我提醒她，飛機上的逃生指引，總是告知父母要先為自己戴上氧氣面罩，讓自己處於正常的狀態中，才更有辦法去幫助自己的孩子。「如果飛機上發生危險時，你先昏倒了，」我對她說，「那又怎麼照顧坐在旁邊的孩子呢？」

米蘭達思索著，要如何把這個概念應用在她的生活中。最後她決定，新的規則應該是：「我確實應該當個好媽媽，但要先照顧好自己，才能夠成為好媽媽。」這項新標準幫助她在生活中找到喘息的空間。比如，她不會再等到最後一分鐘，才匆匆忙忙地準備晚餐，而是利用亞當陪伴外甥的時間，先規劃出一週的飲食，然後購買健康的食材。她會在星期日留出一點時間，先把這週要吃的菜都切好，或至少為兒子們做一部分的午餐，這也幫助他們吃得更健康。她還獲得了兒子們的幫助，母子三人開啟一項新的家庭慣例，一起在廚房裡準備食物。

隨著減重的重要步驟被排到每日待辦清單前面，米蘭達的生活也

開始穩定下來。我們持續在她的行程中尋找緩解壓力的方法，尤其是留時間照顧自己。因應她設定的新標準，米蘭達現在會抽出一點時間與朋友喝咖啡、讀書和看電視。她感覺壓力很大或很倉促時，還會練習正念技巧，用手機聆聽錄音檔五分鐘，幫助她專注於自己的呼吸。這種技巧使她感到更加放鬆和平靜。

　　這些改變起到了作用。在我們最後一次訪問時，米蘭達已經減掉了二十六磅（約十二公斤），而且仍在下降的路上。她為自己的飲食和她兒子的飲食得到控制，感到非常自豪。「但減重和變得更健康只是故事的一半，」她說。「我的壓力大大降低了。我感覺我多年來第一次可以重新呼吸。」

逃脫此陷阱

　　你可能在不知不覺中把自己逼得太緊，導致壓力倍增。生活本就已經很艱辛，真的不需要在壓力很大的情況下，還繼續替自己設下過高的標準。

- 思考一下你是否給自己許多不合理的規定。通常，當「應該」或「必須」，加上了「一直」、「全部」、「絕不」等絕對詞的時候，就是一種有害思維，比如「我必須要一直讓我的家人開心」，或是「工作上，我絕對不能出一點差錯」。

- 問問自己，「如果我的某個朋友或家人跟我的處境相同，而且還為自己設下種種標準，我會對他說些什麼呢？」如此一來，你就有可能以更適切的角度來看待自己的情況，因為你可能會由衷地明白什麼對他來說才是最好的，同樣道理，你給他的建議，對你來說也會是最好的。接受自己的建議吧。

#3：靠食物紓壓

在度過緊繃的一天之後，你靠吃東西來放鬆。

葛雷格擔任私人保全，每天都覺得壓力很大。他減重的主要動機，來自他肚子上超過三十磅（約十四公斤）的贅肉。在他這個年紀，體重已然成為一種工作中的危險因子，讓他感到疲倦、遲鈍，而且步伐緩慢。「我真的承擔不起這種體重，」他告訴我。「如果再胖下去，我可能就沒辦法工作了。」

葛雷格有很強的動力想要改變，但他告訴我，他晚餐時段最常破功。每天晚上，在度過了漫長的輪班後，他回到家都感覺自己身心俱疲。他的下班時間都圍繞在四歲的雙胞胎身上，他很愛自己的孩子們，但兩個兒子也讓他整晚一團亂，幾乎一刻都不得閒。

他的妻子瑪麗亞是一位非常厲害的義大利廚師，她很喜歡做寬麵和義大利餃，還會自製麵包和美味的義式甜點。雖然開車回家前，葛雷格都會先閱讀他的減重好處清單和提醒小卡，但當他一坐在餐桌前，所有的決心煙消雲散，而他也沒辦法專心地慢慢吃晚餐。

....

📖 葛雷格的減重好處清單

01. 讓我不會失業。
02. 讓我體力變好。
03. 整體上會更健康。
04. 減少心臟病風險。
05. 讓我變得更加靈活。

06. 可以跟孩子們一起玩耍。

07. 襯衫釦子不會爆開。

08. 會更有自信。

09. 彎腰會變得比較輕鬆。

10. 不會感到身體很沉重。

11. 不會每天晚上對自己生氣。

12. 為自己感到驕傲。

....

　　「我狼吞虎嚥，」他承認。「我知道不應該這樣，也知道如果我慢慢吃，享受每一口食物，可能就不會吃那麼多了。但要讓自己在吃飯前慢下來、好好想一想，這真的太難做到了。」

　　葛雷格還告訴我他下班回家後通常都會做些什麼。一進到家門，他的兩個孩子，艾爾瑪和大衛，就會衝過來撲倒他，在妻子喊他們吃飯之前，他幾乎連把夾克掛起來的時間都沒有。晚餐也是一片混亂，瑪麗亞做飯很累，所以都會請葛雷格在吃飯時間管教雙胞胎。他通常會試著忽略他們打鬧並專心吃東西，卻很難做到，他無法享受晚餐，甚至根本沒注意到自己吃了什麼。

　　「孩子們也吃得很快，」葛雷格說。「十分鐘就吃完了，然後就開始吵鬧，要我們讓他們去看電視。」

　　「那你會怎麼做？」

　　「我通常會跟他們說，要留在位子上，接著他們就會大吵大鬧，互相捉弄，最後我只好答應他們。這時候我低下頭看我的碗盤，食物通常已經吃光了，所以我就會再吃一份，因為覺得自己都沒享受到。」葛雷格搖搖頭。「我很想好好減重，但不知道為什麼，每次都吃太多。

而且我吃下去的東西，有一半我都不知道自己到底吃了什麼。我也知道不應該再吃第二份，卻難以抵擋誘惑。」

這也難怪——如果身處混亂之中，有誰能好好享受晚餐呢？於是我們先討論了葛雷格在晚餐前如何減輕壓力，這樣他至少可以好好享受食物。接著我們也解決了一些關於食物本身的問題。他根據這些討論列出了一份清單。

📖 下班回家時

01. 先留在車上，至少聽五分鐘的音樂，然後閱讀我的減重好處清單和提醒小卡。
02. 請瑪麗亞在我進家門後的十五分鐘再把晚餐端上桌，這樣才不會一進門就馬上要吃飯。
03. 一回到家，先擁抱孩子們，然後讀故事書給他們聽。
04. 孩子們吃飯的時候，我自己先盡可能地慢慢吃沙拉，並喝一杯水。
05. 雙胞胎吃完之後就可以離開餐桌。接著把我自己的晚餐端上桌，盡可能慢慢地、專心地吃完。
06. 如果發現自己吃得太快，就先放下叉子，深呼吸幾次，在確定自己可以專心吃飯之前，都不要再拿起叉子。
07. 請瑪麗亞把裝有食物的盤子留在廚房裡，不要放在桌子上。

接下來的一週，葛雷格開始實行這些調整，但仍然感到有壓力，而壓力會讓他忍不住再吃第二份晚餐。於是他向瑪麗亞尋求建議，而她想到一個好主意。她建議葛雷格不要一回家就讀故事書給孩子聽，

而是先去洗澡，然後待在臥室裡放鬆幾分鐘，她還提到，可以改成晚餐後再讀故事書。

這個短暫的喘息為葛雷格帶來了一種正向的充實感，而且不會帶來任何不好的影響！以前他都得靠吃東西才能獲得這種感覺。而現在每天晚上，他吃完一份晚餐之後就離開餐桌去讀故事書給孩子們聽，這項新習慣也幫助他得以避免又吃第二盤。

有了這項新規畫，葛雷格洗完澡後感到精神煥發。他也感覺更加平靜，有更多精力來控制飲食。他終於打破了多年來暴飲暴食的負面循環，他為自己感到很驕傲。

逃脫此陷阱

如果你沒有給自己足夠的紓壓機會，就可能會有吃太多的風險。專注於你的「痛點」，也就是你壓力最大的時刻，並針對這些時刻找出解決辦法，才能幫助自己化解壓力，避免用食物來紓壓。

- 辨識出哪些情境會造成你的壓力。
- 找家人或朋友和你一起集思廣益，想出解決方案。注意，不要一開始就排除任何可能性，因為那些先入為主的想法，很可能都是來自於有害的思維。
- 重新安排行程，讓自己在吃正餐前有時間可以紓壓。
- 列出一份紓壓清單，隨時參考。例如，聽音樂、洗澡、喝一杯茶、和摯友聊天、散步、冥想，或任何自我充實的事情。

#4：以後再說

你覺得壓力大的時候很難去關注飲食健康。

　　年輕時，克莉絲汀參加各種運動，可以毫不費力地保持健康的體重。然而，她現在年紀越來越大，從事會計工作，整天都坐在辦公室。十年來，她的體重每年都在逐漸增加。變胖五十磅（約二十三公斤）之後，她意識到自己不能再忽視這個問題，該是減重的時候了。

　　一開始，克莉絲汀能相對輕鬆地完成減重計畫的前面幾個步驟，將新習慣融入日常生活中。她原本覺得一切都在掌握之中，但雙重打擊卻隨之而來：納稅季開始了，她的工時倍增，同時她丈夫經營的小公司開始出現財務問題。克莉絲汀的壓力指數突然飆升，她發現自己變得很難遵守健康飲食的習慣。幾週之前，一切原本對她來說還很簡單；然而現在，她有時能練習新技巧並堅持下去，可有些時候她真的做不到。「我覺得這是因為我現在壓力太大，沒辦法好好控制飲食，」她說。「我真的有太多事情要處理。」聽起來很耳熟吧？你並不孤單。就像克莉絲汀一樣，許多人都認為，耗費心思關注健康飲食，會讓原本就已很緊繃的日子變得更加緊張。然而，我們一次又一次地看到，情況其實正好相反：當你在高壓時期放棄飲食控制，隨著變胖，你的壓力反而更大。但假如你在有壓力的時候，依然堅守飲食計畫，你反而會因為覺得一切都在自己的掌握之中，而感到壓力比較小。

　　我和克莉絲汀一起回顧她上週的一些飲食狀況。她在上班時間拒絕了一份甜點，而感到很驕傲。「那真的很難抗拒，」她告訴我。「甜點看起來非常好吃，但我一口都沒吃就離開了廚房，這讓我感覺很好。事實上，我一整天都感覺很棒，因為我沒有屈服。」

接著，我請她回想一下前一天晚上在餐廳大吃特吃的感受。「我以為大吃一頓會讓我心情好一點，結果卻沒有，我只覺得吃得很飽，然後對自己很生氣。」

克莉絲汀越是回想，就越是發覺，拒絕蛋糕其實反而減輕了她的壓力，讓她更有掌控感，更有「正能量」，也更能夠專心上班。另一方面，晚餐暴飲暴食讓她壓力變大，因為她覺得很自責、心煩意亂，還會變胖，導致她更難把注意力集中在加班工作上。

為了幫助自己記住這些體悟，克莉絲汀製作了以下的提醒小卡：

> 雖然我覺得控制飲食會讓我壓力更大，但其實這反而能減輕我的壓力。想想甜點事件！雖然困難，但保持自制力會讓我感覺更好，藉此減壓。✎

逃脫此陷阱

忙碌時，你可能會認為自己無法控制飲食。然而在這個時候發揮意志力，會比屈服渴望更加舒壓。

- 想一想你屈服於美食渴望與抗拒誘惑的時刻，過了一個小時之後，哪一種情況會讓你感覺比較好？
- 當你處於高壓時期，要提醒自己更常閱讀提醒小卡，甚至一天可以讀好幾次，讓自己記得，脫離飲食正軌無法紓壓，反而會壓力更大。本來就已經很緊繃了，不該再多背上一份吃東西帶來的內疚感！堅持飲食計畫，除了能讓你好好控制飲食，也能帶來對生活的掌控感，

整體而言，這會讓你感覺壓力變小了。

為壓力陷阱打造逃脫計畫

　　壓力是生活的一部分，我們都不可能擺脫，因此需要學會如何管理壓力。你需要學會如何管理它。若想逃脫壓力陷阱，需要透過多管齊下的方法來達成，要想辦法降低壓力指數，並提高自制力，還要多加關注自己在高壓時的飲食狀況思考吃東西真的能幫助你紓壓，還是反而讓情況變得更糟？接下來，使用第 61 頁開始的方法，為你找出的每一種困難情境，制定一份逃脫計畫。

❶ 找出未來可能出現壓力陷阱。

❷ 預測並記錄自己的有害思維。

❸ 為每一項有害思維寫下具有說服力的回應。

❹ 制定一系列策略。

❺ 經常回顧與修改逃脫計畫。

　　在你腦力激盪構思逃脫計畫的時候，也可以參考下頁的例子。

逃脫計畫：壓力陷阱

情況 1：孩子們的學年即將結束，我每天都被期末活動、音樂會、典禮、禮物和派對占滿，就是沒時間和精力繼續控制飲食！

有害思維	自我提醒	應對策略
我無法在專心控制飲食的同時又完成所有任務。 孩子們都希望我去參加活動，我不能讓他們失望。 我沒有時間去採買食材或運動。 等孩子們學期結束、放暑假了，我就會繼續執行飲食計畫。	生活總會有壓力，但減重對我來說非常重要，所以我必須把它排在第一位，而非次要。 這種時刻，照顧好自己更重要，孩子們可以克服失望。此外我也可以參與部分活動，不用全部參加。 可能會越來越沒有時間去採買食材或健身房，但並非完全辦不到。如果下定決心減重，就不能把沒時間當成藉口。 過去幾年來我都這樣想，所以才減重失敗。好不容易瘦了五磅（約兩公斤），沒多久又會胖回去。如果我現在繼續堅持下去，心情也會比較好。	看看我這週的行程表，找出哪些事情我可以少花一點時間，或者乾脆不做。 晚一點再去看棒球比賽。 請瑞貝卡幫忙送孩子們去班恩的生日派對。 不要參加老師和工作人員的派對。 在接下來的兩週裡，提前半小時起床做事。 我一定要去市場採買食材，可以在孩子們比賽結束後帶他們一起去，而不是送他們回家。 這週安排兩天去接琪米，和她一起去健身房，這樣我就不會想偷懶。 在孩子們放暑假前，每天都要讀三遍減重好處清單和逃脫陷阱計畫。

反思初衷，重新投入

你有選擇權，可以選擇要繼續被壓力擊倒，並面對減重功虧一簣的結果，或者，你可以選擇做出改變。**無論如何，生活一定會有壓力。**你想要讓自己一直處於高壓狀態、心情很差，還是希望自己在壓力之下成長？

想想看，如果你能調整一些不合理的自我要求，如果你能把飲食計畫、運動、照顧自己視為優先事項，如果你能好好解決問題，並且提醒自己，「比起控制飲食，暴飲暴食反而會帶來更大的壓力」，那會有怎樣的轉變？

從現在起，致力思索如何排除壓力陷阱，這樣你才能在下一波壓力來襲時作好準備。花一些時間寫一張總結提醒小卡，激勵自己做出改變，並且持續下去。

CHAPTER 04

情緒性進食陷阱

聽到壞消息時，你的第一反應是什麼？你有沒有發現，自己伸手去拿甜食？

工作不順心的時候，你會不會在回家的路上停下來，去速食店或便利店買一大包薯條？

和朋友爭執之後，你會不會走進廚房，撕開那袋準備用來做餅乾的巧克力碎片？

經歷負面情緒時，我們可能都會很想吃東西。你甚至可能會認為，吃東西是唯一能讓你平靜下來的方法。你也可能覺得，難過時就該用食物來安慰自己。吃東西成為了你應對痛苦的反射動作。多數努力減重的人在感到孤獨、擔憂、憤怒或悲傷時，都有向食物尋求慰藉的習慣。

食物確實有安慰、安撫、分散注意力和舒緩的效果。吃東西可以讓人平靜下來，但僅限於你進食的當下，以及吃完之後的一小段時間內。食物永遠無法解決最初讓你心煩意亂的那個問題。雖然吃東西可能會暫時轉移你對負面情緒的注意力，但只要慰藉感消失，接下來你就會陷入偏離正軌的懊悔之中，心情甚至可能比吃東西之前更差。

情緒性進食永遠無法解決問題，反而會製造更多麻煩。

就算你只是稍微低落，也有可能轉向食物，也許是有點疲倦、無聊、無所事事，或者你只是想殺時間。你甚至可能沒有完全意識到自己的感受，卻已經走向廚房，去吃點計畫以外的小東西。

若想逃離情緒性進食陷阱，就是要學會如何運用新的方式處理心理上的不適感。經歷負面情緒時，不要馬上求助於食物，可以先試著解決令你煩惱的問題，或者對已經發生的問題，採取更合理的觀點。如果你能準確看到問題所在，一時之間卻又束手無策，那麼就需要學會接受痛苦。

接受痛苦是需要學習的。過渡期間，其中一個合理的策略，就是去關注其他事情。你可以先用一些愉快或有效的活動來分散注意力。當你證明自己可以不必再靠吃東西來化解負面情緒時，你會感覺更強大、更有掌控感。隨著練習，你會漸漸控制情緒性進食的習慣，並大幅體驗到自豪與解脫的感受，因為你不會再被食物控制了。

現在，就讓我們看看以下常見的情緒性進食陷阱。

#1：試圖麻痺痛苦

你認為感受到負面情緒是件壞事

伊莉莎白已經為體重困擾了許多年，但直到她六十多歲時，才發生真正嚴重的大問題，而導火線就是她的丈夫比爾。比爾大她十歲，開始飽受健康問題困擾，每當比爾生病，她就變得很焦慮，進而導致飲食「徹底失控」。

事實上，每當伊莉莎白感到悲傷、擔憂或沮喪時，她的第一反應

就是想到食物，她會想：「我需要吃點東西來平靜下來。」而她吃的東西一點也不健康，比如甜食。她認為經歷負面情緒是一件「不好的事」，所以需要吃東西來消除那種不適感。

於是我先和伊莉莎白討論，假如心情不好的時候不吃東西，可能會發生什麼事。伊莉莎白說，她覺得如果不吃，她就會越來越感到焦慮，最後再也撐不下去。

我請她想一想最近有沒有哪一次壓力很大，卻沒有去吃東西。她說，告訴上個月就有一次。她陪比爾去看醫生，醫生說比爾需要動手術。「我真的很難過，」她說，「但當時我沒辦法吃。我很想去吃飯，只是一直沒有空檔。我們離開診間時，已經接近午餐時段，但我們得先去一趟檢驗室，讓比爾做一些抽血檢查，這就花了很多時間。好不容易離開醫院，我們的車子卻爆胎了，道路救援卻花了一個多小時才過來。接著我們又跑了兩間藥局去買比爾的藥，因為第一間藥局沒賣他需要的那種。等我們終於回到家時，已經快到晚餐時間了。」

「你離開診間的時候有吃任何東西嗎？」

「完全沒有，」伊莉莎白回答。

這就是一個很好的先例。當時她非常不安，卻沒有吃任何東西，而她也熬過去了。我問她說，如果有空檔可以去買垃圾食物，而且整個都在吃，她會有什麼感覺？

「感覺很差吧，」她說。「我的意思是，我一定會破功吃一點，但心裡知道這一點也不健康。」她將那次經歷記錄在提醒小卡上，這樣她就能記住，她其實不需要透過食物的慰藉來度過這段痛苦的經歷：

和羅斯醫師碰面之後，我心情真的很差，但我沒吃東西也熬過了整個下午。這表示，就算心情不好，也不一定需要吃東西。我可能會很想吃，但我不需要吃。✎

接下來，我又告訴她，無論是哪一種情緒，都沒有所謂好或壞，情緒只是我們經歷的一部分。事實上，就算是負面情緒，也可能發揮重要的力量，提醒我們去關注可能出問題的地方。如果要打破情緒性進食的習慣，首先需要去接納自己所有的情緒，而不是希望自己只擁有正面情緒。

為了幫助伊莉莎白了解到強烈的情緒一定會有高峰和低谷，我請她將負面情緒想像成海面上的巨浪。就像海浪一樣，痛苦情緒的會慢慢推高，變得越來越強烈，但它總會達到巔峰，接著開始消退，就算你什麼都不做也一樣。針對這個想法，伊莉莎白也製作以下的提醒小卡：

當我感到最難過的時候，我都還是能撐過去。負面情緒並不是一件壞事，而是人類的一部分，我不一定需要讓這種感受消失。負面情緒會像波浪一樣達到最高峰，接著開始下降。我不用害怕我的感受。✎

逃脫此陷阱

許多情緒性進食陷阱，都與這個陷阱有些許相似之處，從根本上

來說，所有情緒性進食都是為了逃避痛苦的感受。但假如你稍加回顧你的過往經歷，就可能找出大量的例子，證明你其實能忍受負面情緒。你無疑比自己想像的更強大，不需要靠吃東西來控制心煩意亂的感受，你會那樣做，只是因為你認為自己需要而已。若要讓自己更有信心去處理負面情緒，你就必須停止靠食物來緩解痛苦。

- 想想你最煩惱的時刻，把當時的感受設定為滿分十分的標準，然後進行以下的實驗：下次你又感到煩惱時，先設定一個二十分鐘的鬧鐘，在這二十分鐘之內，不要試圖做任何事情來減輕負面情緒。不要反抗你的感受，用上次十分的標準來替這次的感覺打分數。並檢視自己經歷這種等級的負面情緒時，會發生什麼事，嘗試接受這種感覺。
- 回想一下之前你無法靠吃東西來緩解情緒的經驗。當時的痛苦等級是多少？情緒高峰持續了多久的時間？這股情緒有沒有持續上升，最後導致一場大災難？還是它上升、到達顛峰，接著開始下降？

#2：別無選擇

你相信只要心情不好，吃東西就是唯一的解方。

　　由於伊莉莎白的丈夫健康狀況一直不好，對她來說，找出其他因應情緒的技巧就變得越來越重要。她現在已經知道負面情緒並不是一件不好的事，我們於是能夠開始討論更健康也更有幫助的策略，而不是只靠吃東西來紓緩情緒。我問伊莉莎白，她有沒有認識一些人，他們難過時不會跑去吃東西？「有，」她說。她的丈夫就是一個很好的

例子。他每天都吃得大同小異。有時當比爾對自己的健康狀況感到不安時，他並不會尋求食物的慰藉，反而是去找伊莉莎白聊一聊，或是去散步一小段路、透過閱讀來分散注意力。

在處理負面情緒這件事情上，伊莉莎白的丈夫是一個好榜樣。「我覺得我一直把食物當作一種應對方式，」她告訴我。「小時候，只要我哥哥欺負我，奶奶就會拿餅乾安慰我，」她說。「可能是從那時候開始，我就把負面情緒和吃東西連結在一起了。」

就算你從以前到現在都習慣用食物來讓自己平靜下來，也不代表你不能現在開始做出改變。吃東西安撫不安的情緒是長期養成的習慣，但你可以遺忘它。伊莉莎白做了一張提醒小卡，幫助自己記住這個想法：

> 我心情不好的時候習慣吃東西，但是現在我可以戒掉這種習慣。比爾不開心時也沒跑去吃東西。食物並不是唯一能讓人心情變好的事物。✏️

接下來的一週，伊莉莎白詢問了幾個要好的朋友和她的姊姊，想了解她們沮喪時會做些什麼。之後諮詢時，她帶來了許多有趣的回覆。

「真是大開眼界，」伊莉莎白一邊說，一邊掏出了她的筆記。「我姊說她會先努力解決問題，如果解決不了，她就先專心做家事。我的鄰居伊莎貝拉會先分散自己的注意力，我朋友泰瑞莎會做深呼吸、冥想或瑜伽。」

我請伊莉莎白想想，在這些方法之中，哪幾項可能對她有用。「我不開心的時候會用吃東西來轉移注意力，所以去做別的事情來轉移注

意力，可能會對我有幫助。如果心煩意亂，我通常很難集中精神來解決問題，所以我認為最好先試著讓自己冷靜下來。」

伊莉莎白和我一起列出一份清單，讓她下次沮喪時可以嘗試看看。她以前嘗試過看電視或看書，但無法充分轉移她的注意力，因此我們把這兩項從清單中刪除。相反地，我們試圖想出其他真正吸引她的活動。經過一番討論，伊莉莎白列出了以下清單：

📋 分散注意力的活動

當我心煩意亂的時候，試試這些分散注意力的方法。如果我還是有想吃東西的衝動，那再嘗試其他項目，直到吃東西的衝動消失。

01. 打電話給朋友，比如愛麗絲、羅賓或尼爾。
02. 寫電子郵件給一段時間沒聯絡的人，比如羅伯、喬納。
03. 整理廚房抽屜。
04. 喝杯熱茶、看看外面的鳥兒。
05. 聽古典音樂。
06. 瀏覽報紙新聞標題，找出一篇感興趣的文章來讀。
07. 用 iPad 玩填字遊戲。
08. 接受低潮的感受，不要試圖分散自己的注意力。

光是閱讀這份清單，似乎就能讓伊莉莎白平靜下來。她說，她如果想到其他可以分散注意力的活動，就會繼續新增到清單上。

如果你堅信心情不好只能靠吃東西來化解，那一定還會有其他衍生問題出現：你勢必得付出代價。伊莉莎白和我討論了尋求食物慰藉

之後出現的諸多問題，以下是我們討論的重點：

> 如果我不開心的時候就吃東西，也只會感受到短暫的安慰，
> 接著就會面臨三個問題：原本的問題、失去掌控感而心情變
> 得更差、體重增加。當我因為情緒因素而想吃飯的時候，就
> 問問自己，想要一次處理一個問題，還是三個問題。✏

逃脫此陷阱

　　若想逃脫這個陷阱，你需要先去質疑自己的想法：吃東西真的是唯一能讓你冷靜下來的方法嗎？事實上，你只是有尋求食物慰藉的習慣而已。你也可以繼續依賴食物，直到對自己處理負面情緒的能力有信心，同時，也靠一些其他方式來分散注意心，避免吃得太多。

- 盡可能多想一些你心情不好卻沒有吃東西的例子。當時你做了些什麼？最後有冷靜下來嗎？「只能靠吃東西平復心情」的想法有多符合事實？寫一張提醒小卡來告訴自己，食物並非紓緩負面情緒的唯一辦法。

- 列出一份不靠吃東西就能分散注意力的清單，比如：打電話、寄電子郵件、逛網站、看影片、做點雜事。還有聽音樂、冥想、運動、做手工藝或嗜好、園藝、家事、泡澡放鬆，或喝一杯茶，有這麼多的可能性。不要等到感覺很痛苦的時候才開始列清單，否則你很可能會先跑去吃東西。

- 如果需要更多點子，可以跟朋友聊聊或上網查查看「愉快的活動」。

- 列好清單之後，看看哪些活動需要提前準備。需要先去買一本填字遊戲書嗎？還是需要先幫腳踏車輪胎打氣，到時才能出門騎車？你可以將任何所需的物品（例如剪貼簿、雜誌）和你的清單都放在一個容易拿取的盒子裡，這樣當你心煩意亂又想吃東西的時候，一切都已準備好了。

#3：我有權吃東西

你相信你應該擁有吃東西來安慰自己的權力。

　　有時，情緒性進食陷阱的形式會略有不同，比如，你可能會覺得，先不管吃東西會不會讓心情變好，你都有吃的權力。

　　貝絲是一位社工，她在工作中照顧許多人，卻沒有好好照顧自己。晚上下班後，她常常心情很差，一直想著服務對象們發生的問題，接著她會在速食店停下來，用得來速點一大份美食，然後在開車回家的路上吃光。雖然貝絲知道吃速食會變胖，但她發現自己無法自制，因為那些食物好像可以安慰她，畢竟，她花了一整天來幫助別人。「吃東西的感覺就像在照顧自己，會讓我感覺好一點，」她解釋。

　　我問她，那些速食真的有讓她心情變好嗎？

　　「嗯，有吧，」她回答。「那是我給自己的獎勵。」她停頓了一下。「我吃東西時，確實會感覺心情好多了，但……」她的聲音越來越小。

　　「但？」

　　「但我不得不承認，事後感覺反而更差。我會覺得吃太飽、整個人很脆弱，而且……有罪惡感。我知道速食對身體很不好，感覺很羞愧，如果有人看到我在吃這些東西，我會感覺更糟。」

而這對她的減重目標又產生了什麼樣的影響呢？「這讓減重變成一件難以達成的事，」貝絲說。「就算我白天有好好控制飲食，但速食的熱量太高了。我知道如果想減肥，就不能一直這樣吃。但我每次都會想『今天真的好累，難道我沒有權力對自己好一點嗎』？」

「當然有！」我驚呼。「但你不也有權享受減重帶來的好處嗎？」她點點頭，給了我一個微笑。「所以，我們現在需要釐清如何在不吃東西的情況下，讓你的心情變好。」她做了以下的提醒小卡來記住這樣的想法：

> 當我度過糟糕的一天之後想去吃速食，提醒自己：我有權照顧自己，我有權感覺更好，但我也有權獲得減重好處清單上的一切，所以我必須找到其他方式來讓自己好過一些。此外，吃速食之後總是讓我感覺更糟糕。✎

貝絲需要一些策略來幫助她改掉吃速食的習慣。經過一番討論，她決定要在星期日花時間準備好一週的飯菜，好讓她平日晚上就可以回家吃到健康的晚餐，這樣就不會在下班時跑去速食店了。

「如果你辛苦工作了一天，回到家吃了一頓健康美味的餐點，你認為自己會感覺如何？」我問。

「嗯，我不確定這會不會讓我心情變好，但至少一定不會讓我心情更差。」

「那我這樣問好了，假如下班之後，你吃了一頓美味健康的晚餐，持續減重，並開始獲得清單上的好處，讓你對自己的感覺更好，可以

穿更合身的衣服，動作更加靈活，社交時更自信，諸如此類，你覺得自己會有什麼感覺？」

「我一定會感覺很好！」

貝絲做了一張提醒小卡，準備在下班前閱讀：

> 即便我度過了艱難的一天，也要直接回家，吃一頓健康的正餐。這樣做會讓我感覺很好，而且減重之後也會感覺很棒。半路停車去吃不健康的速食，只會讓我感覺很糟糕。

接下來，我們做了一些解決問題的方法，以防她沒有時間準備一頓飯或者健康食物用完了。她想出了一些在下班回家的路上可以取得的快速而健康的選擇。她列了一張餐館和食品店的清單，並記下了她會得到的具體物品。

然後我問她，鑒於她後來的感受，吃不健康的速食是否真的是一種享受。她製作了另一張提醒小卡：

> 速食感覺像是一種享受，但當我衝動地去大吃不健康的東西時，其實會帶來反效果。我可以偶爾提前規劃吃速食，買回家，慢慢吃，享受每一口。其他時候，如果我想犒賞自己，就採用吃東西以外的方式。我可以去買一本新書、一罐香氛蠟燭、一罐新顏色的指甲油，或一本八卦雜誌。

我們還列出了一些貝絲心情不好時可以紓緩情緒的活動。在接下來的幾週裡，她又增補了這份清單。

....

🗒 紓緩情緒的活動

- 用芳療法洗個熱水澡。
- 大聲放音樂和跳舞。
- 裹著毯子縮在沙發上看一部浪漫喜劇。
- 看看我親密好友與家人的照片。
- 帶麥克斯去散步，幫牠梳毛洗澡，或在沙發上抱著牠。

....

有了這些策略，貝絲終於能夠克服用食物紓緩情緒的習慣。最初的幾週很艱難，她很想就此投降，在速食店門口停車，而她必須一直和這種強烈的渴望搏鬥。但是隨著時間過去，她的意志力越來越堅強，抵抗渴望也變得越來越輕鬆。她漸漸可以做到直接開車回家，吃一頓健康的晚餐，並記得時時檢閱那份越來越豐富的紓緩情緒活動清單，幫助她獲得應有的慰藉。她感覺好多了，體重也減輕了。

逃脫此陷阱

人們經常被「我有權過得更好」的想法困住。我們當然都有權力讓心情更好！但試圖透過暴飲暴食來緩解情緒卻會造成反效果，與減重並維持體重的目標完全背道而馳。就像貝絲，你也必須做出決定，選擇繼續暴飲暴食，讓自己暫時感覺好一點，不久後卻心情更差；或是選擇用食物以外的方式來讓自己開心一點，得以繼續減重，慢慢獲

得成果。若要逃離這個陷阱,你可以:

- 經常閱讀你的減重好處清單,甚至可以用創意字體、各種顏色、照片或圖案來製作不同的小卡。將想法寫下來,經常重複閱讀給自己聽,能使這些想法變成你的反射動作。
- 問問自己,你更想要哪種權力:暫時緩解煩惱幾分鐘,還是獲得健康飲食和減重的好處?可以在你容易破功的地點,貼一份減重好處清單,比如冰箱或食物儲藏室的門上。
- 列出你的紓緩情緒活動清單,一想到新點子就繼續加上去。在 Pinterest 上尋找圖版,或關注 Facebook、Instagram 經常分享活動點子的專頁。

#4:打發時間

無聊、疲倦或拖延症發作時,你就會開始吃東西。

貝絲仍然努力控制自己晚間的飲食。有時候,大約九點或十點左右,她會發現自己站在冰箱前,想要吃點東西。我請貝絲想想看,她是從哪裡感受到想吃東西的渴望。是胃嗎?她覺得胃空空的嗎?還是這種感覺是來自其他地方呢?嘴巴、喉嚨、身體上半部?貝絲不確定,所以她同意,接下來的一週內會好好觀察看看。走向冰箱之前,她會衡量自己的感受,留意想吃東西的渴望是源自於身體的哪一個部位。

一週之後,貝絲蒐集到一些有趣的資訊。她發現晚上想大吃特吃的時候,要不就是因為覺得很無聊,沒有什麼她真正想做的事,要不就是她拖延症發作,有一些她應該去做,卻又不想做的事情,也可能是她累了,但還不想去睡覺。她還發現,晚上走向冰箱時,她的胃裡

其實並沒有空空的感覺。

　　她本以為這種感受是飢餓，但其實並沒有任何飢餓的徵兆。這也難怪，畢竟她一兩個小時之前才剛剛吃完一頓豐盛的晚餐。「我沒有意識到這一點，但嘴巴就是很想嚼東西，」她說。「這讓我很驚訝。我猜並不是因為飢餓，只是想吃而已。」她為此製作了一張提醒小卡：

> 如果晚上想吃東西，提醒自己我可能只是太無聊沒事做，其實我並不餓，所以不該去吃東西，可以去找點別的事來做。如果我吃了，會強化我僥倖心態，接著感覺很差、體重不斷升高，我不想那樣。✏️

　　貝絲意識到，她經常在晚上看電視時想吃東西，尤其是當節目有些無聊的時候。她不斷切換頻道，卻經常找不到真正令她感興趣的節目。我們討論了一些選項：

- 她可以關掉電視，去做一件更吸引她的活動。
- 她可以不要看電視吃零食，而是去找別的事情來做。
- 她可以繼續看電視，但要接受有點無聊的感受。

　　貝絲思考這幾個選擇，決定要想一些別的活動。首先，我們討論她在看電視時可以做什麼。「我想繼續編織，」她說。「我本來一直有在織毛衣，但幾個月前我太忙了，也就暫時擺在一邊了。」我們又討論了其他幾種可能性，貝絲列出一份清單。

📋 無聊但不看電視時，我可以：

01. 編織和聽音樂。

02. 滑 Facebook 或 YouTube。

03. 規劃一次假期。

04. 玩數獨或填字遊戲。

05. 填寫交友網站上的個人檔案，開始看看男生們都發布什麼內容。

06. 打電話給希雅或喬蒂。

....

　　貝絲也發現，晚上很累的時候會想去吃東西。「晚上我常常都有點想睡覺，吃東西能讓我稍微清醒一點，這樣我就可以做別的事情，比如完成家務。」她同意，站起來跳十下也可能達到同樣的效果。也有時候，貝絲吃東西是因為她不想上床睡覺，而吃東西讓她逃避這些無法避免的事情。我解釋說，疲勞時吃東西會導致體重增加，而晚睡則會讓她第二天更累，就更難以堅持減重計畫。

　　為了避免因為晚睡而吃東西，貝絲制定出一個強制就寢時程：十點半上床，十一點關燈。她在手機上設置了兩個鬧鐘：

* 第一個會在晚上十點十五分響起，提醒她有十五分鐘的時間完成手頭上的工作。
* 第二個會在十點半響起，提醒她該上床睡覺了。

　　她製作了以下這張提醒小卡：

> 每次只要超過十一點還不去睡覺，就一定沒好事。我為了保持清醒，就會跑去吃東西，而且還是大吃特吃，接著隔天感到很累又很焦慮。趕快去睡覺，今天沒做完的事情，明天還可以做。✏️

　　最後，我們討論了吃東西是拖延症的一種反應，比如當她必須支付帳單或填寫健康保險表格的時候，都有可能發生。我告訴她，如果有不想做的事情，她可以先做五分鐘，再來決定要繼續做，還是去做別的事。或者她可以直接決定先不要做這件事，並在未來幾天裡安排一個特定的時間完成。

　　在接下來的幾週裡，貝絲努力歸納自己想吃東西但不餓的經歷，而當晚上吃完了計畫中的小點心之後，就再也不能吃其他東西，雖然會感到輕微且暫時的不適，但她也學會接受了。她意識到，如果繼續吃下去，就會因增重而造成的更大痛苦，而這種痛苦反而會一直持續下去。她常常告誡自己：「我只是因為無聊、累了或想拖延才吃東西。但這不是吃的理由，趕快去做點別的事，這種感覺會消失的。」那種想吃東西的不適感確實會過去，而她越是經常對自己這樣說，控制飲食就變得越輕鬆。

逃脫此陷阱

　　許多飲食控制者都沒有意識到觸發自己吃東西的因素，尤其因為這些因素通常只是來自於輕微的不適感。下次當你發現自己在吃東西卻不知道原因時，問問自己是否有感到不舒服或疲倦。如果是這樣，

你就需要打破這個循環。

- 當你受到誘惑去吃東西，即使你並沒有感到飢餓或特別想吃某樣食物，問問你自己，你是否感到無聊、沒事做或想拖延。幫這些感受分門別類，光是意識到問題，有時就足以打破魔咒。
- 製作一張提醒小卡，讓自己記住不按計畫進食的後果。
- 如果你吃東西是為了提神，你可以嘗試用一些小運動來代替。
- 問問自己，你想一直增重，還是打破不按計畫吃東西的習慣。列出一個替代活動清單，將注意力從食物上轉移開來，或者選擇接受你正在經歷的輕微不適感。

為情緒性進食制定逃脫計畫

我們發現，大多數難以控制飲食的人，都落入了情緒性進食陷阱，因為他們很習慣利用食物來讓自己心情變好。但是把吃當成一種應對情緒的方式，會帶來巨大且長久的負面影響。想想看你是否也陷入情緒性進食陷阱，並制定出自己的逃脫計畫。

❶ 思考情緒性進食陷阱可能造成什麼後果。
❷ 預測並記錄自己的有害思維。
❸ 為每一項有害思維寫下具有說服力的回應。
❹ 制定一系列策略。
❺ 經常回顧與修改逃脫計畫。

在你腦力激盪構思逃脫計畫的時候，也可以參考右頁的例子。

逃脫計畫：情緒性進食陷阱

情況 1：晚上我容易感到很孤單，我很難過我和我丈夫已經分開了，有時候食物似乎是我最好的朋友。

有害思維	自我提醒	應對策略
我很孤獨，我要吃冰淇淋來安慰自己。 冰淇淋是唯一讓我心情變好的東西。 如果不能用食物來安慰自己就太不公平了。	我確實很孤獨，但我需要接受這種感覺，用另一種方式來應對孤獨。 就算大吃冰淇淋，我還是會感到孤獨，此外，我還會覺得自己很糟糕。 冰淇淋並不是唯一讓我心情變好的東西，如果打電話給朋友聊聊，我的心情也會變好。 如果我讓這種不公平的感覺阻礙了我的減重計畫，這對我自己來說才是更加不公平的。減重對我來說非常重要。	只買一小份冰淇淋在晚上慰勞自己，把冰箱裡那一大桶冰淇淋先丟掉。 每週至少找幾個晚上和朋友聚聚。 自己去看電影、把家事留到晚上再做、打電話給露絲或莫琳。 寫電子郵件給露易絲和芭芭拉。 請菲利斯在平日晚餐後陪我散步。 去上西班牙語課。 請朋友們幫我一起想想還能做些什麼來讓生活變得更好。

反思初衷，重新投入

　　情緒性進食是一種後天養成的習慣，絕非必然。你可以選擇讓情緒性進食控制你，使你減重的努力功虧一簣，或者你可以做出改變。

　　當你心情不好時，你比較想要好好面對問題的根源，還是想要雪

上加霜，再面對暴飲暴食帶來的糟糕感受，甚至還衍生出增重的問題？

　　換句話說，你是想要一次處理一個問題就好，還是想要一次處理三個問題？

　　情緒性進食陷阱需要持續、穩定的改善，這種習慣很難戒除，但你越能預測心情不好時會發生的情況，就越能做好準備，好去做一些進食以外的事。從現在就著手進行，這樣下一波負面情緒來襲時，你就有應對能力了。花一些時間寫一張總結提醒小卡，激勵自己做出改變，並且持續下去。

PART

3

人際陷阱：
別人是如何困住我的？

CHAPTER 05

勸食陷阱

幾乎每個試圖減重的人，都會在某些時刻遇到勸食者。有些勸食者聽到「不用了，謝謝」就會收斂一點，有一些則比較堅持。有些勸食者希望你吃他們推銷的食物，是因為他們真心想要讓你品嚐食物的風味或讚賞他們的廚藝，有一些則是覺得請你吃是一種禮貌，或以為你希望他這樣做。甚至有些人把食物推給你，只是為了破壞你的飲食計畫。

　　無論這些勸食者是誰，或者叫你吃東西的動機是什麼，只要你學會應對有害思維，就有辦法堅定立場與拒絕。在本章節中，我們將討論如何逃離勸食陷阱，其中一些概念將會在第六章「家庭陷阱」中詳細說明。

#1：他人持續強迫推銷

即使你已經拒絕，他們還是不斷勸你吃東西。

　　蘿拉在一個大家庭中長大，有五個兄弟姐妹，她排在中間，經常扮演和事佬的角色。她一直不太喜歡與人爭執或持反對意見，長大之

後，更是越來越不喜歡衝突。現在她三十出頭，經常覺得很難替自己發聲，或是對別人說不，尤其是很難拒絕自己的兄弟姐妹。

蘿拉第一次來找我是在春天，她說自己其實早就想找減重諮詢了。她是一個典型的「溜溜球型飲控者」（yo-yo dieter），常常減掉十磅（四·五公斤）之後，又復胖十磅，身材嬌小的她，變胖、變瘦都非常明顯。蘿拉很快掌握了基礎策略，她本來就有能力堅持計畫一整年。但夏天就快來了，這個時節對她來說最難堅持。

有些人覺得夏天是最容易減重的季節，因為飲食通常會變得比較清淡，也有更多的機會會從事戶外活動。但是對蘿拉來說，夏天完全不是這麼一回事。她的父母在山上有座房子，每年夏天，全家人都會盡可能在週末來到小屋團聚。

「這些時光通常很棒，」蘿拉說。「我們會去湖裡游泳、健行，還會一起做飯。但會讓我的飲食計畫變得非常困難。」整個冬天和春天，她都會遵循自己的飲食計畫，夏天剛開始時，她都覺得自己做得很好。但是她的健康飲食習慣到了夏天的週末，就會被耽擱。全家人都毫無節制地大吃大喝，還會勸蘿拉一起吃。無論她多麼努力反抗，都無濟於事。「我最終總是會屈服，」她嘆氣。「這真令人沮喪。等到夏天過完，之前瘦下來的重量又會全部加回去，只能從頭再來一遍。這是一個很不好的循環，我想改變。」

首先我們需要釐清她在和什麼類型的勸食者打交道。「家人把食物和飲料推給你的時候，你覺得他們是為了要讓你有參與感嗎？」我問。「還是他們是故意想破壞你的飲食計畫？」

蘿拉說他們一定是屬於前者。「我猜他們可能怕我玩得不盡興，或者如果我沒有像他們那樣吃吃喝喝，他們會覺得不夠盡興，」她說。蘿拉告訴我星期六晚上通常會發生什麼事。一家人會在前廊吃一頓豐

盛的烤肉，有各種食材搭配上大量啤酒，包含漢堡、熱狗、排骨、烤玉米、高麗菜沙拉和馬鈴薯沙拉，還會有一些甜點。

我請蘿拉講一個具體的事件來說明這個問題。她記得，有一次她決定要限制自己只能吃一個漢堡並喝一杯啤酒，這樣她就可以再吃一點她很喜歡的配菜，還有一塊巧克力蛋糕，那是她最喜歡的一間麵包店製作的，上面還有很棒的糖霜。但是當蘿拉的姊姊雪倫發現她拒絕再喝一杯啤酒時，強迫推銷就開始了。

「快點，再喝一杯，」雪倫說。蘿拉拒絕，但雪倫繼續催促。「快喝吧，有什麼關係？你之前都喝好幾杯呀，這是我們家的傳統！」最後，為了避免衝突，蘿拉讓步了，再開了一瓶啤酒，接著又是另一杯。現在，她很擔心今年夏天歷史又會重演。

「下週末我們有個烤肉大聚會，」蘿拉說，「我們全家都會去，因為那是夏天的第一個週末。」她很想堅持去年夏天制定的飲食計畫，但又害怕家人會堅持要她吃或喝一些計畫的東西。她低下頭。「之前在湖畔小屋度過的那些週末，我真的不想再度重演。」

我向蘿拉提議，我們可以透過角色扮演，來幫助她學習到時該怎麼做。由我扮演她，而她來扮演姊姊雪倫，由她先開始。

「蘿拉，再喝一杯啤酒吧。」

「不用了，謝謝。」

「哦，蘿拉，不要這樣！只是一瓶啤酒而已！」

「不用了，謝謝。」

「哦，快點，大家熱熱鬧鬧地，你之前都喝好幾杯。」

「不用了，謝謝你。」

「你不高興嗎？」

「沒有，真的不用，謝謝。」

「但喝酒比較開心啊。」

「不用了，謝謝你。」

「但這是我們家的傳統！你不想打破傳統吧？」

「不用了，謝謝你。」

「你知道你遲早會再喝一杯吧。」

「不用，謝謝你。」

「你真的不打算再喝嗎？」

「不用了，謝謝。」

「真的嗎？」

「不喝，謝謝。」

蘿拉詢問我在角色扮演中使用的「跳針」技巧，也就是每當有人把食物或飲料推給你時，不需要告訴對方任何理由，只要說「不用了，謝謝」就好。

「你覺得這個方式如何？」我問她。

「我覺得不錯，」她回答。「因為每次我都會想不出其他理由，最後就投降了。」我問蘿拉，她是否認為雪倫最終會放棄。她說會，但隨後又表達了另一個擔憂。「我覺得她會去跟另一個姊妹抱怨我不喝酒。」蘿拉不喜歡姊妹在背後說她壞話。

勸食者去向其他人抱怨時，對於要控制飲食的人而言，那種不舒服的感覺真的會導致破功。因此，要去回想自己堅守立場能獲得的回報，並意識到你其實有能力去應對那種不舒服的感受。

我向蘿拉提起了第一次諮詢時列出的減重好處清單，並問她復胖會帶來哪些壞處，然後問哪種情況讓她感覺更差：

- 讓姊妹們在背後說她不喝啤酒。
- 不斷破功，開始陷入循環，大吃大喝，感到內疚和失控，氣自己也氣勸食者，之前一年健康飲食的努力全都功虧一簣，整個夏天衣服越來越緊，在湖邊玩耍時也為自己的身材感到害羞。

　　「這沒什麼好想的，」她總結。「一定是夏天體重再次上升會讓我感覺更差，而且那種感覺還會持續很長一段時間。」蘿拉意識到，不管是哪一種，她都會心情不好，要不就是忍受姊妹背地裡說閒話造成的輕微不適感，要不就是面對復胖帶來的壞心情，而且還是更糟糕也持續更久的壞心情。蘿拉製作了以下小卡，幫助自己記得為什麼以及如何堅守立場：

> 當家人把食物推給我時，只要不斷地說「不用了，謝謝」，最終他們會不知道該回答什麼，進而放棄。直接拒絕！！！如果他們說我壞話，我會感到短暫的不適，但如果我不為自己振作起來，事後我只會心情更差，而且還會持續更長的時間。✎

逃脫此陷阱

　　某種程度而言，應付持續強迫推銷的最佳策略就是忍耐。只要你面對的勸食者沒有惡意，簡單重複「不用了，謝謝」就能創造奇跡。多次向勸食者證明你不會任他擺布之後，他們通常會知道你不會屈服，

接著就會停止強迫推銷了。

- 若想戰勝勸食者，試試「跳針」技巧。無論他們說什麼，都一遍又一遍地回答「不用了，謝謝」。
- 你永遠不必為拒絕食物或飲料而想理由。如果非說不可的話，你可以只說一個理由就好。以下還有一些你可以嘗試的變化說法：

  「謝謝，我不吃。」
  「我已經吃過了。」
  「等一下再吃。」
  「我不餓。」
  「謝謝你，但我真的完全吃不下了。」

- 對勸食者說不，的確會讓你覺得有點不適，但投降也一樣！問問自己，我寧可面對哪一種不適感？是拒絕的那一瞬間所帶來的輕微不舒服，還是投降讓減重功虧一簣的那種更加深遠的不適感？

#2：被動接受

你只是被動地等待勸食者退縮，而不會拒絕。

我們常聽到飲食控制者抱怨身邊的勸食者：「太討厭了，為什麼我朋友非要逼我吃東西呢？」或是：「太不公平了，我已經說我不要吃了，我表親還是堅持要我再吃一個。」這些飲食控制者犯了一個典型的錯誤，就是期望勸食者改變。但事實上，首先需要改變是飲食控

制者自己。蘿拉也被這個想法困住。

「有時候和家人相處真的很難！」她大聲說。「我希望他們不要再叫我吃那麼多了。」

「這是真的，的確很難，」我同理她的感受。「但我想問你，之前家人要你吃東西時，你又是怎麼做的呢？」

「我最後幾乎都會屈服，」她嘆氣。「原來是這樣！」

原來，蘿拉無意間讓她的家人認為可以堅持下去，因為每次只要他們堅持，最後蘿拉就會吃，難怪他們會不斷勸食！我幫助蘿拉意識到，停止給她食物其實並不是家人的責任。「他們是勸食者，他們就是這樣，」我委婉地說。「但你的責任是不要接受。改變必須首先來自於你，而不是他們。」

蘿拉從未用這種方式思考過勸食的情境。就像許多其他飲食控制者，她只是被動地期望某天勸食者會自動停止把食物推給她，這樣她就不必一直拒絕。但飲食控制者越是讓步，朋友和家人就越有可能勸他們吃東西。蘿拉發現這概念很有幫助。於是她做了一張提醒小卡：

> 家人沒有義務要停止勸食，他們就是勸食者，就是會叫我吃東西。但停止退讓是我的責任，我必須是做出那個改變的人。✎

逃脫此陷阱

只要勸食者掌握了勸食的藝術，就會變得更加堅韌不拔。就像學習任何技巧一樣，練習越多次，他們就越有自信。但當他們發現你不

再是一個那麼容易被說服的人時，會有多麼地震驚啊！你不會因為他們叫你吃吃喝喝就去照辦。

- 如果你對勸食者感到生氣，記得他們本來就是那個樣子，做出第一步改變並不是他們的責任，而是你的。許多飲食控制者發現，當他們以這種方式看待這個陷阱，就會更容易克服了。
- 如果你希望勸食者停止，你就要向他們證明，勸食是徒勞無功的。你越是讓步，就等於向他們證明，只要他們繼續堅持就能如願以償。如果你決定堅守立場，那就每次都要堅持住，否則訓練勸食者停止的過程，只會花費更長的時間。

#3：擔心掃興

你覺得自己有責任讓別人吃得更盡興。

這是蘿拉面對勸食家人的另一個困難。「拒絕他們推給我的飲料時，我都會感到內疚，」她說。「我不希望他們因此覺得自己喝太多了。」

我告訴蘿拉另一項事實：她的確有責任對勸食者說「不」，然而，讓別人吃得盡興卻不是她的責任。我們的重點只有一個，那就是對自己的選擇負責，我們不必對其他人的選擇也負起責任。

蘿拉發現，比起自己，她更關心家人的感受，而這讓她對控制飲食感到很不自在，導致最後總是復胖。她已經知道拒絕勸食者是她自己的責任而不是家人的，現在聽到「不必對他人的選擇負責」這樣新的觀點，對她來說也是一個當頭棒喝，她現在明白自己不必吃吃喝喝來讓別人盡興。蘿拉長期以來一直扮演著和事佬的角色，導致她忽略

了為自己做出好的決定有多麼重要，她不需要做出對所有人都有利的決定，卻把自己排除在外。

「你知道嗎？」她說。「每次他們把那些蠢啤酒或食物推給我時，我一點都不享受，反而心情很差！」

於是蘿拉製作了以下的提醒小卡：

> 讓家人吃得盡興並非我的責任，但我有責任做出讓自己感覺良好的健康飲食選擇。當我向勸食者退讓，並吃下額外的食物，我也不會很享受，因為我會對自己和他們感到很生氣。

第二週蘿拉來到我的辦公室時，顯得心情大好。「我做到了！」她開門見山地說。「這個週末比去年夏天的任何時候都還要好。」雖然很困難，但蘿拉努力拒絕家人的勸食。她發現，事前製作好紙本的飲食計畫，加上一整天裡反覆閱讀她的提醒小卡和減重好處清單，確實能夠幫助她堅守自己的立場。

星期六晚上的烤肉聚會中，排行最小的弟弟不停要她多吃一點：「你真的不要再吃一點玉米或熱狗嗎？不吃的話很浪費。你還好吧？是不是沒胃口？」

但蘿拉不斷回絕，然後改變話題。「嘿，帆船修理得怎麼樣了？下週末我們可以到湖上遊船嗎？」

過了一陣子，當蘿拉拒絕了第二瓶啤酒，雪倫也來了，但蘿拉依舊堅持。她堅定而執著地說了四次「不用了」。而不出所料，勸喝啤酒的雪倫走向他們的妹妹伊萊拉，開始抱怨蘿拉的行為。雖然蘿拉感

到很不舒服，但她不斷提醒自己，這比復胖所帶來的糟糕感受更好處理。「你知道嗎？又過了一陣子，她就停止勸食了，大家繼續聚會，而我感覺非常、非常好。」

蘿拉在筆記本上「美好回憶」的部分做了以下記錄。

五月三十日

我為自己感到驕傲。我第一次在家庭烤肉聚會上拒絕額外的食物和啤酒！我一直堅定地說「不用了，謝謝」，這很有效。當我告訴雪倫我不想再喝啤酒時，她還是不斷勸說，但我堅持住了，我終於勇敢面對她了！她去找伊萊拉抱怨我時，我感到不舒服，但也沒那麼糟糕，我可以撐過去的，而且她們很快就沒有再講了。我很高興我沒有屈服。說「不」絕對是百分之百值得的。

我告訴蘿拉，這個夏天可能會是最難熬的。「假如你去年夏天就學會如何在每個週末拒絕食物的話，你的家人會如何理解你？」蘿拉發覺，現在她的家人已經習慣了她的新行為。他們會知道「蘿拉只喝一杯啤酒，她會拒絕第二杯」。如果她在今年夏天繼續堅持自己的立場，她可以期待明年出現這種情況。蘿拉想記住這一點：

> 接下來的幾個週末會很難拒絕家人。但只要他們習慣了我的新模式，就不會再像以前那樣一直勸我吃吃喝喝了。我必須堅持自己的立場，向他們證明我不會退縮，他們會習慣的。此外，保持自信並沒有我想像的那麼難。✏

夏天結束時，蘿拉告訴我，學會堅定拒絕勸食者，也大幅幫助了她學到如何維護自身的整體需求。「我開始注意到，自己以前不只對家人讓步，對其他人也會退讓，很多時候明明不該這樣。」這個夏天帶給她多麼豐富的成長啊！

逃脫此陷阱

只要是在合理範圍，你其實並不需要對別人的反應負責，讓知道這一點會幫你畫出一道分水嶺，不僅提升你堅持健康飲食計畫的能力，也會對你生活中的其他重要領域產生正面影響。如果你覺得自己有責任讓別人吃得盡興，請記得，當談到吃東西，以及你的健康和幸福感時，你的首要責任是對自己負責。

- 下定決心，根據對你來說重要的事來做出飲食上的決定，而不是替別人設想。不要將他人的感受看得比你自己的感受還重要。就算他們對自己的飲食選擇感到不自在，也不是你的責任。
- 與勸食者建立起「新習慣」。就和所有新事物一樣，最初幾次一定是最困難的。但要堅持你的立場，向他們證明，你絕對不會退讓。
- 日常生活中，你是否也在其他事情上太過在乎他人的反應？如果你開始堅持為自己說話，生活還會有哪些改善呢？例如，拒絕不合理的要求，或把聚會安排在你比較方便的時間？

#4：討好別人

你擔心拒絕食物會讓勸食者失望。

泰瑞莎從小體重就有些超重，但從她開始教書的五年來，體重又再增加了三十磅（十三·六公斤）。她感覺自己身材失控，如果不做點什麼，體重很可能還會繼續上升，這讓她感到十分恐慌。泰瑞莎和丈夫計畫在未來幾年內生小孩，她希望在懷孕前盡可能保持健康。

剛開始，泰瑞莎覺得一些基礎策略很困難，但她仍然努力不懈。她發覺，自己可以在週間好好控制飲食，但週末就是另一回事了。

對許多人來說，週末特別難熬。週末的作息通常不那麼規律，還會大量社交，而有害思維可能會讓你懈怠。更糟的是，放縱的飲食或額外的點心、飲料，則會讓你一週內瘦下來的體重全部反彈回來。週末毫無節制的飲食也會對你的意志力、自制力和自信造成嚴重的破壞。

每星期日，泰瑞莎和丈夫都去找婆婆蘇珊娜一起吃午餐，蘇珊娜很會做菜。泰瑞莎告訴我上星期日發生了什麼事。午餐時她很有自制力，只吃計畫中的份量，但吃完之後她就遇到了麻煩。蘇珊娜端上一份看起來很好吃的水果餡餅，還切了一片給她。泰瑞莎先是婉拒，但蘇珊娜不斷勸說，泰瑞莎最終讓步了。

「後來我感到自責……也覺得自己很軟弱。回家之後，我就放棄了，」泰瑞莎說。「我根本不餓，但我開始吃洋芋片、爆米花和其他零食。到了隔天，我都還無法讓自己回到正軌。我想學會如何抵抗她的勸說，但這真的很難，」她說。「我不想讓她失望。」

我問了泰瑞莎一些問題：

- 「蘇珊娜這輩子還經歷過哪些失望？她能承受嗎？」
- 「如果你拒絕了她給的甜點，她會有多失望？會持續多久？」
- 「除了失望之外，蘇珊娜還會有什麼反應嗎？」

泰瑞莎猜測，蘇珊娜的失望可能只是輕微又短暫的而已，尤其是跟工作上被拒絕升遷的失望相比。而如果她堅持不吃，她想不出蘇珊娜還會怎麼樣。

那麼現在來看看，假如泰瑞莎向勸食的婆婆屈服，又會面臨什麼樣的後果。

- 「如果你吃了，要付出什麼代價？」
- 「如果你在接下來的一整天裡都不按照計畫飲食，放棄了過去一整週的努力，你會有多失望？如果這種模式持續下去，導致你都沒有減重，你又會有多失望？你的失望會持續多久？」
- 「你還要付出哪些其他的代價？」

泰瑞莎回答這些問題時，我做了一份成本分析表格，讓她可以白紙黑字地看到結果。

我拒絕甜點對蘇珊娜造成的影響	我屈服於勸食之後要付出的代價
輕微短暫的失望	吃額外的食物並且變胖
	覺得自己軟弱又自責，因為我沒有控制自己的飲食
	增強我的僥倖心態，之後可能暴飲暴食
	延續不健康的模式
	復胖時，我會心情不好很久

透過白紙黑字看到後果，就更容易做出決定了。泰瑞莎為自己做了一張提醒小卡，當週每天都要閱讀，為即將到來的星期日做好準備：

記住成本分析，當我拒絕蘇珊娜的點心，她可能會有段時間小小失望，但她會克服的。如果我屈服了，就會面臨很多、很多負面後果。一定要堅守立場。✏️

逃脫此陷阱

我們堅持說不的時候，有時會過度關注並放大勸食者的反應，並在沒有意識到的情況下，讓勸食者控制了我們必須付出的代價。

- 製作成本分析：如果你拒絕，勸食者會有什麼反應？對他們的影響會有多大？會持續多久？
- 如果你屈服了，想想看之後要付出什麼代價。對你的影響有多大？會持續多久？
- 想想看，如果有個朋友做出了要付出更大代價的決定，你會給他們什麼樣的建議。

#5：沒有正當理由拒絕

你覺得沒有正當理由拒絕勸食者。

我想釐清是否還有其他因素會讓泰瑞莎無法抵抗婆婆的勸食：「這星期日如果她又叫你吃甜點，你拒絕的機率高嗎？」

「應該很高吧，」她有點遲疑。

「你覺得自己到時候會怎麼想？」我問。

「我不知道。我覺得我可能都在想說，她到底有多希望我吃她做的甜點。畢竟我們去她家，她一定花很多時間準備……」泰瑞莎的聲音越來越小。

就如同許多飲食控制者，泰瑞莎也認為自己減重的願望，不是拒絕食物的合理理由，尤其當勸食者很堅持的時候。

「假設你吃素，」我問。「而蘇珊娜叫你吃現在最流行的燻肉夾心餅乾，會發生什麼事呢？你會吃嗎？」

「哦，不，」她回答。「我不會。」

「為什麼？」

「就是不會吃呀，如果我吃素，當然不會去吃肉。」

「那假設你對花生過敏，吃到任何含有堅果的東西都會出現嚴重的後果，那該怎麼辦呢？如果她做了含有堅果的烘焙食品，然後不斷勸說你吃一點，你會屈服嗎？」

「當然不會，她怎麼說都沒用，我一定不會吃。」

「所以，如果你吃素或對花生過敏，你就會覺得有正當理由拒絕蘇珊娜嗎？」

「對。」

「好，」我繼續說。「讓我們來談談你的減重目標是否也算正當理由。」我請泰瑞莎大聲朗讀她的減重好處清單。除了許多正面影響，她還列出好幾個減重對促進健康的影響。「但就算你沒有因為減重而獲得任何健康上的好處，如果拒絕額外的食物能讓你感覺更好、更有自信，感覺意志力更強大、更有自制力，這不也算正當理由嗎？」

她點點頭。「是的，我可能沒有那樣想過。」

「如果換位思考，假設今天是蘇珊娜要減重，藉此獲得這些健康的好處，你還會把食物推給她嗎？」

「不會，」泰瑞莎回答。「我會尊重她的決定。」泰瑞莎在提醒小卡上總結了她的想法：

> 我拒絕是正當的！我完全有權拒絕食物，這樣才能成功減重，並獲得減重的好處。就好像，假如我吃素，或有食物過敏，我也完全有權拒吃。如果蘇珊娜和我互換角色，我一定不會把食物推給她。所以我不該讓她把食物推給我。✏

逃脫此陷阱

有時，我們很難發現自己的目標和別人的偏好一樣值得尊重。我們沒有意識到，大多數人不會讓別人隨意擺布自己的飲食，如果吃某些食物違背他們的宗教或哲學理念，又或者是健康需求，很多人都會堅持自己的立場。因此，如果想要減重或維持體重，甚至只是單純不想吃，我們都可以毫不猶豫地堅持拒絕。

- 想想你減重目標的正當性，你有權拒絕勸食者，並獲得清單上的減重好處。
- 你可能一直認為勸食者的願望比你的目標更合理，通常是因為沒有仔細思考，要從現在開始覺察這一點。
- 勸食其實是一種霸凌，你會強迫別人吃東西嗎？
- 想想看你能向誰學習拒絕勸食？問問自己：「如果有人叫吉姆叔叔吃他不想吃的東西，他會怎麼做？如果有人不斷勸說，他會用什麼樣的回應來堅守自己的立場？」

#6：心甘情願吃下去

你都不反抗，因為你其實很想吃！

有些在控制飲食的人不會抗議勸食者的行為，因為他們其實很想要吃別人推過來的食物或飲料。我問泰瑞莎她是否也有這種情況。

泰瑞莎想了想。「對，」她說。「有時候，我婆婆做的點心真的讓我很心動。」

「那麼，這樣如何？」我問。「你可以提前把計畫改成吃她做的點心，把你自己本來要在晚餐後吃的甜食刪除。這樣你就能按照計畫吃東西了。」

泰瑞莎考慮了這個選擇。「我不確定，因為我真的喜歡把甜食留到晚餐後再吃。這樣就能期待一整天過完後的犒賞，這對我很有幫助。而且我以後還是能吃到蘇珊娜做的點心。我們常和我老公的家人一起吃晚餐，每一次她都會烘焙。」

泰瑞莎必須堅定自己的決心，為蘇珊娜的勸食做好準備，尤其是面對她真的很喜歡也很想吃的點心時。她需要練習對有害思維做出有說服力的回應。如果你自己一開始就不夠堅定，那麼面對勸食者時，要堅守立場就更加困難了。

我建議泰瑞莎考慮所有相關的變數，並問問自己，跟蘇珊娜一起吃完午餐後，不要再繼續吃她做的點心，這樣是不是比較好。泰瑞莎最後也決定要這樣做，並寫了一張提醒小卡：

在蘇珊娜家時，我可以掌控局面。我以前也屈服過，不只因為她勸我吃她做的點心，也因為我其實很想吃。但現在更重要的是，我想要堅持減重。所以我要把我的犒賞留到晚餐之後，那時我才會真正享受它。屈服一次之後，就會有更多屈服的循環，這讓我感覺很糟糕。堅持才是值得的！✏

逃脫此陷阱

就像所有勸食陷阱一樣，你可以好好堅守自己的立場，也可以很輕易地投降。但首先，你需要確定自己的想法。你之所以讓步，是不是有一部分出於你真的想吃那些被推過來的食物？在和身邊的勸食者打交道之前，你可以：

- 先制定出一份有力的計畫，區分出你想吃什麼、不想吃什麼。把計畫寫下來，並隨身攜帶。花一些時間認真思考你所有的減重好處。確保自己想得非常清楚，深知拒絕勸食者遞上來的食物是值得的，尤其是當眼前的美食很誘人的時候。
- 閱讀提醒小卡，如果你覺得自己很有可能屈服，就把小卡放在口袋或錢包裡，吃飯時可以偷偷溜進廁所裡快速自我提醒。
- 要記得，如果你自己一開始就不夠堅定，面對別人時就更加難以堅守立場。而當你無論是面對自己或勸食者都非常堅定的時候，一定要讚美自己，並把這段經歷記錄在你的美好回憶日誌中。

制定逃脫計畫來防範勸食者

幾乎每個人都會遇到勸食者，但最終是否會落入陷阱，則是完全取決於你自己。制定逃脫計畫可以幫助你自我提醒，讓你記得吃東西是你自己的責任，而不是別人的，也可以在你發現自己有所動搖時拉你一把。隨著你對自己做出的選擇越來越堅定，你就會發現，別人不太會再把食物推給你了。你可以從制定自己的逃脫計畫開始：

❶ 找出未來可能出現的勸食陷阱。
❷ 預測並記錄自己的有害思維。
❸ 為每一項有害思維寫下具有說服力的回應。
❹ 制定一系列策略。
❺ 經常回顧與修改逃脫計畫。

在你腦力激盪構思逃脫計畫的時候，也可以參考右頁的例子。

反思初衷，重新投入

勸食者只是人而已，不是神，沒必要讓他們主宰你吃什麼。如果你繼續對勸食者讓步，就要繼續承擔後果。或者，你可以現在就決定做出改變。

你以前與勸食者的互動是什麼樣的情況呢？如果你沒有辦法更加堅定，現在和以後又會有什麼結果？**如果你堅持拒絕（必要時，反覆拒絕），難道會天會塌下來嗎？**

想一想你和身邊某位勸食者下一次會面的情況。你該如何做好準

備？花一些時間寫一張總結提醒小卡，激勵自己做出改變，並且持續下去。

逃脫計畫：勸食陷阱		

情況 1：與賈姬的閨蜜之夜。賈姬是我的摯友，但我們聚會的時候，我真的很難堅持自己的計畫。

有害思維	自我提醒	應對策略
賈姬太會堅持了。 如果我點一份漢堡或起司牛排，她就不會評論我的飲食了。 我不能讓她一個人喝酒，她會認為我在批判她。 如果閨蜜之夜我只點了一份沙拉，一定很掃興。 聚會之夜本來就可以放縱一點！ 點兩份甜點一起吃，這是「我們的傳統」，我不想破壞它。	我也可以同樣堅持，我不想因為讓步而後悔。 為了避免被說閒話而吃東西，這是我需要打破的習慣。賈姬是我的好友，我可以和她聊一聊我的減重計畫。 不一定要喝很多或完全不喝，我可以規劃只喝一杯。此外，她很了解我，知道我盡力不去批判別人，尤其不會批判她。 如果我想減重，就不能像以前那樣吃東西。放縱甩開老公和小孩，和她一起出去玩！ 這又不會毀了整個閨蜜之夜，我們還可以分一塊蛋糕吃。就算她很失望，也能克服的。無論如何，不要把賈姬當成我暗地想要大吃的藉口。	勇敢面對賈姬。 出發之前就先告訴她，我只喝一杯飲料、只吃一份甜點。 如果她抗議，就跟她說我想把重點放在和她團聚，而不是吃東西。 點一杯飲料，之後則只喝蘇打水就好，或是兩杯葡萄酒。 提前規劃前菜要點沙拉還是熱量更高的東西，如果是前者，就可以多吃一點，後者就吃少一點。 如果我在閨蜜之夜中做出改變，在離開餐廳時感到自豪，而沒有後悔，一定要讚美我自己。

CHAPTER 06

家庭陷阱

與兒時玩伴、整個大家族，或是伴侶和孩子聚餐，總是可能充滿挑戰。家人團聚時透過食物交流，往往會讓原本勇敢嘗試堅持計畫的飲食控制者陷入各式各樣的陷阱。

如果你的家庭是「每個人都很好相處」，那麼聚餐場合可能愉快又有趣，你想堅持飲食計畫，可能也不會遇到太大的困難。除非……

除非現場有很多令你垂涎欲滴的美食。

除非你自己想要像不必減重的家人一樣大吃特吃。

除非你想要一直吃吃喝喝。

而就算你的伴侶或家人支持你，家裡還是可能出現另一個問題。假如你做出的飲食改變會影響到家中的其他成員，那麼你可能很難說服自己你有權做出這些必要的改變。比如，許多飲食控制者必須改變自己何時吃、吃什麼，連家裡存放的食物都得跟著改變。或者，家裡負責採購食材、煮飯或清理的人也會跟著不同。如果要做到這些改變，飲食控制者首先必須認知到，自己有權這麼做。

要是家人很難相處，那情況會變得更有挑戰性。也許你家裡的某些人不希望你改變，就算他們知道這些改變可以幫助你。配偶或伴侶可能會執著於「事物的本來樣貌」，或者他們會害怕你減重成功之後，

就對他們失去興趣。而眾所皆知，孩子們一點也不想捨棄垃圾食物，還會想要毫無限制地吃某些零食。如果你試圖改變家裡的飲食習慣，你的父母和祖父母可能會說些話來讓你感到自責。你的兄弟姊妹和表親看到你在控制飲食，可能會意識到自己也需要改變，但又不想面對現實。你還可能會遇到各種各樣的阻礙，或收到不友善、令人洩氣的批評：「為什麼要這麼麻煩？你也知道自己不可能瘦身成功，你每次都會胖回來。」

為了克服複雜且反覆出現的家庭陷阱，你需要制定一份計畫來幫助你應對自己的有害思維，同時，也讓你在面對親朋好友時，能夠更加堅定。你先了解一些最常見的家庭陷阱，再來微調你的策略。

#1：被批評

家人非但不支持你，還批評你。

蜜雅在康乃狄克州的小鎮中長大，一直盼望有朝一日能從家裡搬出來自己住。十幾歲時，她和父母的關係很糟糕，迫不及待要離家去上大學。後來她確實離家，沒有繼續住在家裡，但她偶爾還是會回去看家人，而每一次回家，都在提醒著她當年為什麼這麼想離開。

現在蜜雅在曼哈頓擔任律師，她非常熱愛自己選擇的城市，這裡充滿活力與生命力，但她發現，自己很難在健康飲食和運動，以及高強度的工作之間取得平衡。她很愛吃，而她的體重在成長過程中也一直都是個問題。她最久遠、最清晰的記憶，就是母親成天對她說：「你太胖了」。母親不斷指教蜜雅的飲食：她應該何時吃、應該吃什麼、應該吃多少。她讓蜜雅的妹妹吃甜點，蜜雅卻不能吃，因為妹妹沒有

體重問題，而這讓蜜雅很生氣。我們第一次會談是透過 Skype，蜜雅告訴我，她已經超重了八十多磅（約三十六至四十公斤）。

減重者剛開始來找我們諮詢時，我們常會聽到他們的家人對體重和外表十分輕率、挑剔或刻薄的評論，而這些評論往往讓我們感到震驚。我們也發覺，減重者的家庭背景固然會影響他們目前的體重問題，他們的成長故事說都說不完，但這樣的關注，對他們現在的減重並沒有什麼幫助。相反地，我們發現最有效的方法，就是把重點放在幫助減重者學習回應刻薄的評論，讓他們學會如何不要把評論放在心上，並堅持自己的計畫。這些年來，蜜雅顯然受到了母親的言語傷害，但她也開始明白，她無法改變過去，只能改變現在。她同意從現在開始學習如何與母親相處。經過四個月共同努力，蜜雅已經瘦了近十五磅（約七公斤）。現在她正煩惱要如何應對回家幫父親慶生的場合。「我媽一定又會說『你的衣服太緊了』或『你不會真的還要吃第二份吧』？上次我回家的時候，她大概在晚上十點來到廚房，看見我拿著一塊巧克力餅乾，就說『如果你覺得那樣吃東西還能減重成功，那你只是在自我欺騙』。」

「跟家人相處聽起來很辛苦，」我表達同情。「那我們先來學習如何應對媽媽的評論？」蜜雅同意，我問她想對媽媽說些什麼。

「嗯，我想說，她管好自己的事就好！」

我點點頭。「我並不驚訝你想說這些。那如果你真的這麼說了，你覺得她會有什麼反應？」

「會不高興，」她嘆了口氣。「我在家的剩餘時間裡，她可能會變得很防備，做什麼事情都氣沖沖的。」想了一陣子之後，蜜雅又說：「『請不要對我的體重發表任何評論，你對我的飲食說三道四，只會造成反效果』，改成這樣可能比較好。」

蜜雅決定從紐約出發之前，先打電話給母親說這段話，防止母親屆時做出負面評論。「如果到時她又再犯，我會要她停止。」她笑了。「身為律師，我可是很堅定的。」為幫助自己準備好應對這次的返鄉，蜜雅列出以下清單：

......

📋 **週末返鄉**

01. 週末之前打電話給媽媽，告訴她我知道她擔心我的體重，但她批判我的飲食時只會造成反效果。
02. 如果她批評我，可以禮貌但堅定地說：「請停下來，我真的不想討論這個。」
03. 然後改變話題，問她週末計畫或其他家人過得如何。

......

接下來我們又討論到，如果他們已經改變話題，但蜜雅仍被母親的評語困擾，又該如何是好？蜜雅認為，她需要忘記母親說過的話。我告訴她，有些人會把這些評論想像成擋風玻璃或雨衣滑下來小水滴，如此微不足道，他們認為這樣想很有幫助。蜜雅也喜歡這個比喻，還畫了一張雨滴從全新白色雨衣滑落的圖片。她把這個想法也加進清單上。

......

04. 如果媽媽依舊繼續批評我，試著掌控局面，拒絕討論這個話題，然後將她的評論拋諸腦後，就像雨水從新雨衣上滑下來一樣。

......

幾天後，我們再次碰面，蜜雅說她意外獲得一個機會來實踐她的新策略。她的母親打電話說要到紐約來，想和蜜雅一起吃晚餐。而事後蜜雅對自己在餐廳的表現很滿意。她發揮自信並改變話題，大幅降低了母親對她的負面評論。她還想像自己穿上了她的「雨衣」，讓母親的批評像雨滴一樣滑下來。她真的控制了局面。

逃脫此陷阱

批評者有可能是好意，但表達方式錯誤，也有可能是真的惡毒，兩者之間的界線其實很模糊。因此你可以嘗試以下建議，無論最終你是否能停止他人的攻擊言論，你都絕對能改變自己對這些評論的反應。

- 直接要求家人不要發表評論。例如，假設他們對你這次能否減重成功持懷疑態度，你可以說：「時間會證明一切，但在這段期間，請不要對此做任何評論。」
- 繪製視覺形象，幫助自己「穿上雨衣」或「打開擋風玻璃雨刷」，讓批評悄悄溜走。
- 當家人說了一些削弱你減重信心的話時，就提醒自己：「這次不一樣，我正在學習以前不知道的減重技能。」
- 如果做出這些批評的家人其實並非為人刻薄，那就提醒自己，他們可能真的自認為是在幫你的忙。他們可能不是故意試圖激怒你或打擊你的士氣，但這也不意味著你應該什麼都不說，全然接受他們無益的言論。
- 記得，你要對自己的反應負責。你可以選擇因為別人說的話就偏離減重的正軌、干擾你減重的目標，也可以下定決心不讓這些評論妨礙你，並繼續遵循你的計畫。

#2：叛逆心態

只要和家人互動，你就會退回青少年行為模式。

　　許多成年人和家人在一起時，就會自然而然地表現出小孩子般的行為。如果你在童年和青少年時期，總是被指點什麼該吃、什麼不該吃，或者從小對自己的外表不滿，那麼長大以後當你和家人相處時，你可能會發現自己開始叛逆。當你做出叛逆的選擇，進而破壞了先前的努力，就是落入陷阱了。然而，如果你下意識地反抗家人，故意暴飲暴食，讓自己遠離減重目標，其實也就代表你並沒有為自己做出自由、獨立的選擇，表示你仍然受到他們的指教影響。這十分諷刺。

　　下意識的叛逆是蜜雅的另一個問題。「從過往經驗看來，就算我平時的飲食狀況還可以，但只要返鄉，我就會失控，」她說。「我就是又會恢復壞習慣。」蜜雅十幾歲的時候，她會把食物藏在房間裡，或者在所有人都上床睡覺之後偷偷溜下樓，去吃櫃子裡的巧克力餅乾或其他垃圾食物。小時候的她還會把午餐費拿去買炸薯條和奶昔。而即便是十五年後的現在，只要她一回到老家，那些習慣就會經常出現。開車回父母家的途中，她會停下來買零食，到家後藏在以前的房間裡，有時還會在晚上溜下樓吃冰箱的剩菜和櫃子裡的食物。只要母親看著她吃的東西時，她就有一種強烈的反抗衝動。

　　蜜雅需要記住的是，雖然她小時候無法為自己做出所有的飲食選擇，但現在她有決定權。她的母親則無權再干涉她該吃什麼、不該吃什麼。所以她製作了以下提醒小卡：

我是個成年人了，我能決定自己的所有飲食。媽媽不再有權擅自做主，所以我也不需要再叛逆了。如果下意識地用暴飲暴食來反抗她，那麼最終只會傷害到我自己。減重才是我的目標。✎

蜜雅告訴我，就算她知道自己不該這麼做，但仍會忍不住帶垃圾食物回家。她腦中出現的有害思維是：「如果在家裡心情很差，至少晚上可以吃點東西，讓心情變好一點。」但是蜜雅也發覺，食物在嘴裡的那幾分鐘，她的確感覺好多了，可接下來卻會開始感到自責和難過。反過來說，假如她晚上能發揮自制力，則會讓她對自己感覺更好，並有餘力能應付父母。為了幫助自己記住這種正向循環，蜜雅又製作了以下提醒小卡：

晚上在家吃垃圾食物不會讓我心情變好，只會感覺更糟。控制自己的飲食則能讓我感覺良好，感到自己很堅強，讓我更容易去應對其他事情。返鄉已經夠艱難了，不要因為飲食狀況偏離正軌而使得情況變得更棘手。✎

蜜雅溜下樓吃東西，也算是典型「自我欺騙」的有害思維，她想的是：「吃這些垃圾食物沒關係，反正沒人看到。」她理智上知道這並不合理，但還是很難扭轉這種有害思維。而能夠幫助蜜雅脫離泥沼

的辦法，就是提醒她「熱量」這個事實。她母親是否知道她偷偷吃東西一點都不重要，重要的是，只要她吃太多，體重就一定會增加。這是事實，所以她在另一張提醒小卡上，記下了這個重要的想法：

如果我晚上偷偷吃了計畫之外更多的熱量，不管是否被媽媽發現，我都會變胖。無論有一百個人看到我吃東西，還是沒有人看到我在吃，我的身體吸收熱量的方式都是一樣的。✎

解決了主要障礙之後，蜜雅和我就開始針對她的清單，討論一些額外的策略。每逢星期五，她都要到晚上七點以後才能下班，她知道自己路上一定會肚子餓，接著就會忍不住半途停下來吃垃圾食物。為了避免受到食物誘惑，蜜雅決定在啟程返鄉之前，先從自己家裡帶一份健康又好吃的零食。

蜜雅每天上班之前也都會散步，所以她想，週末做些運動應該也不錯。我們認為，星期六和星期日至少出去散一次步對她來說很重要，原因有三個。第一，這是一個紓壓和讓自己振作的方式。第二，無論發生什麼事，都能一直保持運動習慣。第三，向自己證明她可以改變童年的行為模式，建立自己所選擇的全新健康模式。最後，蜜雅和我討論如果晚上想吃東西，她還能做些什麼，並把這些方法加到清單上。

週末返鄉

01. 從家裡帶一份健康的點心在出發前吃。

02. 不要停下來買垃圾食物，吃了只會讓我感覺更糟。

03. 如果晚上想溜下樓吃東西，就去翻一翻高中的畢業紀念冊或日記本，也可以選一本我最喜歡的兒童讀物來讀。

04. 每天至少散步三十分鐘。

05. 從星期五開始，每天至少讀三遍這份週末返家清單，還有我的減重好處清單，以及提醒小卡。

06. 如果這個週末成功練習了各項減重技能，並做出更好的飲食決定，一定要鼓勵自己。

....

　　幾天後，當我和蜜雅再次透過 Skype 視訊時，她告訴我她真的為自己感到很驕傲。她這次的返鄉經歷比以往更順利，雖然仍和母親有一些難堪的互動，但她成功控制了自己的飲食。

　　她說，最困難的部分是星期六晚上，她躺在自己的舊床上，很想去樓下吃廚房裡剩下的三重巧克力生日蛋糕。「但我讀了提醒小卡，告訴自己吃了蛋糕會讓我感覺更糟糕，不會比較開心。我拿了《小婦人》來讀，完全融入故事，想吃蛋糕的欲望也消失了。我好高興我沒有吃！」

　　蜜雅說，她對自己的飲食狀況感到更加自在和自信，因為她堅持計畫，並深知自己有能力應對困難。她在「美好回憶」日記中記下自己有多開心，以及她做了哪些努力來讓這個週末如此順利。她小心翼翼地寫下來，準備下次返鄉前拿來閱讀。

逃脫此陷阱

　　在叛逆這件事情上，你可能是自己最大的敵人，沒錯，是你自己，不是其他任何人，因為只有你自己能控制放進嘴裡的每一口食物。所

以當你做出一些對自己有害的事情時，整體而言最好的策略就是去反省腦中的有害思維，並提醒自己：「如果我大吃特吃，最終受到影響的是誰呢？不就是我自己嗎？身為成年人，我應該要如何思考這種情況呢？」

- 記得你已經長大，要為自己的飲食決定負責。不好的家庭互動對你的飲食產生什麼樣的影響，其實取決於你自己。
- 記得，不管你是躲起來偷偷吃東西，還是光明正大地吃，其實結果都是一樣的。只要攝取過多熱量，就一定會增重。你的身體會記得你吃下的每一口食物。
- 每當你想用吃東西來展現叛逆時，就閱讀提醒小卡。
- 當你成功處理了有害的叛逆心態時，就好好鼓勵自己。
- 在「美好回憶」日誌中記錄你戰勝有害思維的事蹟。

#3：家人不能餓到

你在家裡堆滿美食，因為你很擔心家人會餓到。

瑪克辛在一個在地非營利組織工作，並全心照顧三個孩子，參與他們的許多活動。她表達愛的方式經常是幫孩子們準備他們最愛的食物，或在家裡堆滿他們想吃的零食。在瑪克辛自己的成長過程中，她的母親也是這樣做的。但這種做法，也讓瑪克辛破壞了她為自己設定的目標，導致她無法採取更健康的飲食並減重。

洋芋片是瑪克辛的罩門。就算洋芋片對她來說一直是個誘惑，經常讓她直接投降，但還是會在每週採買食材的行程中為家人買一大袋

洋芋片。「很荒謬,我常常把一整包吃完,只好再買一包,這樣家人才不會發現洋芋片沒了,但之後我又會把新的那包吃光。所以我通常還會再買第三包。這真是一大問題。」

我告訴瑪克辛,畢竟零食產業就是刻意把洋芋片設計得極度誘人,讓人先買一包,吃個精光,接著又再買一包,這種循環並不荒謬。我也向她保證,幾乎每位成功減重並維持體重的人,都至少會有一項美食罩門。所以,成功的飲食控制者,往往都會限制這些美食在家裡出現的頻率,甚至乾脆眼不見為淨,無論是暫時或是永久。「我自己以前的罩門是腰果,」我對她說。「當然我最後還是成功學會只吃合理的份量,但曾經有某一個階段真的很難做到,所以當時我就決定暫時不採買腰果。因為我覺得,何必要買來讓自己的處境變得那麼艱難呢?」

瑪克辛意識到,在家裡擺很多洋芋片會破壞她減重的努力,她需要停止這種循環,至少在她的意志力變強之前。但她卻不知道要怎麼告訴孩子們她想要做出這種改變。她的有害思維包含了:

「我不想剝奪孩子們吃洋芋片的權力。」
「家裡沒有洋芋片,他們會很不高興。」
「為什麼他們要因為我自制力不足而跟著受苦?」

我說,不需要這麼非此即彼,不一定要一次買一大袋,或一袋都不能買,可以嘗試買小包裝的讓孩子們吃就好。但是瑪克辛認為,就算買小包裝也是行不通的,因為她很可能會忍不住一次就吃光好幾小包。於是我們想出了一個新點子:孩子們可以在學校買洋芋片配午餐吃,或放學在便利商店買一小包當零食。瑪克辛仔細衡量了這個做法,認為孩子們確實有可能比較想要自己買。

我們聊得越深入，瑪克辛就越發意識到，就算她不再買大袋洋芋片放在家裡，孩子們也不會受到什麼影響，她並沒有剝奪他們吃東西的權力，甚至還能讓他們更健康。瑪克辛製作了一張提醒小卡，避免自己在與孩子討論新做法有所遲疑：

> 我得告訴家人，以後家裡不會再備有一大袋洋芋片，至少暫時不會有。孩子們想吃的話可以自己買，他們可能還比較喜歡這種做法。他們不會餓到。家裡不放洋芋片，也不會讓他們因此損失重要的營養。🖉

逃脫此陷阱

就算是很自律的人，也常會對某些特定食物情有獨鍾。世上也沒有任何一條法律強制規定你非要買某種食物給家人吃不可。如果想達到持續減重的目標，就要防止有害思維干擾你做出重要的改變。

- 請先評估，如果你一段時間內不再採買自己難以抗拒的食物，你的家人真的會有所犧牲嗎？如果有的話，把家人的犧牲拿來與你的減重好處比較一下。
- 如果你最後決定家裡還是要放這些食物，而你也有辦法限制自己每次只吃一點點的話，可以考慮購買小包裝就好。
- 把這些食物存放在你看不到或不容易拿到的地方。研究顯示，只要避免視覺暗示，就更有可能實現目標。看不到就不會去想，但如果能直接不要買，當然是更好的。

#4：唯我獨尊的家人

固執或控制欲強的家人不願做出改變。

有時候你提出改變的需求，家人的反應卻很不好。你的配偶或伴侶有可能會因為你減重而感受到威脅，擔心你變得苗條之後就會把他甩了。也有可能對方平時並沒有健康的生活習慣，看到你那麼認真想要變健康，就感到自慚形穢，於是寧可破壞你的努力，也不願意一起改變自己。如果這些情境聽起來很熟悉，那麼你的家裡可能有一位「唯我獨尊」的家人，而你則可能會需要更強的策略。

要應對唯我獨尊的家人，需要堅持不懈地努力。假如你的家人在其他事情上都很靈活，只特別在飲食相關的事情上比較堅持，那還相對好處理。最麻煩的是那種凡事都想掌控的人，不限於飲食，任何事情上，他們都覺得「只能聽我的，否則就滾蛋」。

這種唯我獨尊的人，一向都是極為固執、無法變通的。他們認定自己的飲食抉擇不容質疑，拒絕你提出改變的要求。如果你在其他方面都還不夠自信，那麼你需要先學習基本的人際互動技巧，才能與唯我獨尊的家人協商改變。

原來，瑪克辛最大的家庭陷阱不是她的孩子，而是她的丈夫麥可。麥可第二段輪班的下班時間，經常是他們最小的孩子上床睡覺之後。因此，瑪克辛往往在五點半先和孩子們一起吃了晚餐，幾個小時後又和麥可再吃一次。再加上十三歲的克萊兒現在變得很挑食，瑪克辛總是必須準備兩頓完全不同的晚餐。

瑪克辛在描述她晚上一共吃了哪些東西的時候，說得有點含糊不清，所以我讓她記錄從下班回家到上床睡覺之前，這段時間吃的所有

東西。下一次我們碰面時，她對自己的紀錄非常吃驚。「我本來以為，和孩子們一起吃的就是主要的晚餐，而九點鐘和麥可坐在餐桌前，就只是再吃一點宵夜。但現在我發現，我根本沒有注意到自己實際上吃了多少。」她雖然沒有像麥可吃那麼多，但幾乎等於是再吃第二頓晚餐了。

我們開始討論一些解決方案。比如，瑪克辛可以和孩子們一起吃晚餐，陪丈夫吃的時候，只吃小點心。或者和孩子一起吃時只吃點心，等丈夫回來再一起吃晚餐。又或者，她可以分別和雙方各吃半頓晚餐。

「如果家人不為難你，你會選哪個？」我問。

瑪克辛想了想。「嗯，我下班回家時通常都很餓，很想趕快吃飯，所以我應該不會選擇和孩子們一起吃的時候只吃點心，或一次只吃半頓晚餐。但……」瑪克辛遲疑了。我問她在想什麼，她的回答顯示出有害思維正在作祟。「但如果我不陪麥可吃晚餐，他會不高興。」

瑪克辛覺得自己有證據可以證明她的想法是正確。像是有幾次九點時，她跟麥可說她不餓、不想吃東西，麥可就被激怒了。「他不希望我只是坐在那裡，他不喜歡自己一個人吃飯。當我和他提起這件事時，他就說我不該和孩子們一起吃晚餐，應該要等他。」

「一定要吃一整頓晚餐嗎？」我問。「如果你陪他吃，但只吃一種食物，比如一份沙拉或水果，你覺得如何？」

「嗯……」她琢磨了一下這個選項，又嘆了口氣。「他還是會不高興。他總是說某個東西太好吃了，我應該要嘗嘗看。」

「和他一起吃飯來讓他開心，你也會開心嗎？吃兩頓晚餐之後變胖，導致你拎著洗衣籃爬地下室樓梯更吃力，你會開心嗎？」

她搖搖頭。

「醫生說你的血壓太高，你的心情如何？或者因為變胖穿不下泳

衣，週末不能去游泳了，你的心情又如何呢？」

「一點也不開心，」她承認。「事實上，我覺得是非常不開心。」

「那為什麼你不開心沒關係，他不開心就有關係呢？」

當瑪克辛思考這個問題的時候，我們靜靜地坐了一會兒。「我懂你的意思了，」她最後說。「我想我應該已經明白，比起和麥可一起吃飯來取悅他，讓自己變健康更加重要。」

瑪克辛製作了以下提醒小卡：

> 如果我吃得比較少，麥可就因此感到失望，那也沒關係。因為我的健康目標更重要。✏️

瑪克辛接著說：「好，我會去跟他談談，但其實我不確定我該說什麼。」於是我建議我們來進行角色扮演。我扮演瑪克辛，瑪克辛扮演麥可。

我先開頭。「麥可，等一下我們坐下來吃東西，我只吃一份沙拉就好。我打算以後也都這樣吃，因為如果我先和孩子吃晚餐，又陪你再吃一頓，我會很不健康。」

「但是你知道我比較喜歡我們一起吃晚餐，」瑪克辛交叉雙臂說道。「不然你不要跟孩子們一起吃，這樣就可以陪我吃啊？」

「嗯，我願意偶爾嘗試這樣做，」我說。「但我下班很餓時，五點半吃晚餐確實比較好，這樣我比較不會再吃更多東西。」

瑪克辛皺起眉頭。「但是我一個人吃飯很無聊。」

「我知道，所以我還是會陪你吃一點東西，我只是不會再吃一整

頓晚餐。」

　　瑪克辛噘起嘴唇，看上去有些惱怒。「你不能找別的辦法嗎？」

　　「有可能，但這似乎是我減重的最佳選擇。」

　　她的聲音變得柔和了一些。「拜託，你其實不需要減重。」

　　「我需要。因為對我來說，這樣的體重並不健康。我每年都在變胖。我不去海邊玩你其實也不開心，或是因為我很容易喘，無法跟你一起整理院子，你也會不高興。」

　　「我可以自己整理院子。你不需要幫忙。」

　　「謝謝你，但我不想事情變得更糟。我真的希望一切變得更好。」

　　「嗯，我不知道。我不喜歡這樣。」

　　「我知道你不喜歡。但是我想先嘗試兩週，看看效果如何。好了，你現在準備好要吃飯了嗎？」

　　角色扮演讓瑪克辛在面對麥可時更有自信。她列了一份清單，來幫助自己實施計畫。

....

📖 和麥可一起吃晚餐

01. 告訴麥可我計畫和他吃東西時只吃沙拉，因為：
   - 每年持續變胖對我來說不健康。
   - 我的血壓太高，很容易喘不過氣來。
   - 帶著洗衣籃上下樓梯變得越來越吃力。

02. 告訴他我想先嘗試兩週。

03. 最後直接換話題。

....

我感覺到瑪克辛可能還需要更多的力量。我請她想想看，有沒有哪些她曾經與丈夫意見相左但跟食物無關的事。她想了一陣子。「有，幾週之前，麥可想帶兒子提姆去看一部電影，但我覺得那部電影對小孩來說太恐怖了。麥可很固執，但他還是聽得進道理。」

「很好的例子，」我說。「所以，如果你發現自己快要在兩頓晚餐的問題上讓步了，就提醒自己，曾經為了保護兒子而成功說服了麥可。你能做到嗎？」瑪克辛在提醒小卡上總結了我們的討論：

> 我之前為了保護提姆而與說服了麥可，以後也可以為了捍衛自身需求這樣做。提姆的事件讓我明白，只要是我認為重要的事情，我就能做到！🖊

瑪克辛隔週回來找我時，我問她過得如何。「實際上，他似乎對於我跟他意見相左很吃驚。一開始他確實為難我一段時間，但是我堅持自己的立場，每天晚上都只吃一份沙拉。現在我想他已經接受了。」

「太棒了！」我回答。對瑪克辛來說，這是一次真正的勝利，而之後還有許許多多的勝利。畢竟麥可給了她很多機會來練習變得自信，因為他真的是一個典型的唯我獨尊者。

逃脫此陷阱

如果你從來沒有和麥可這樣的人一起生活，你可能會以為瑪克辛是個好欺負的人。但回頭看看你與家人的互動，可能還是會發現一些相似之處。如果你的生活中有個唯我獨尊的家人，你首先需要學會自

信。或許你永遠無法說服這種人去考慮家裡其他人的需求，但只要你堅定且堅持不懈，還是有辦法做出對自身幸福的重要改變。以下的一些提醒，或許也適用於你的情況：

- 如果你認為有幫助，可以和他們談談你健康的重要性，以及不健康會對你產生什麼樣的負面影響的，或是可能會對其他家人產生什麼樣的負面影響，尤其是這位唯我獨尊的家人本身。
- 如果有必要，你可以先妥協一小部分，藉此獲得你所需要的部分改變，然後隨著時間，來取得更多改變。例如，假如你的伴侶愛吃肉和馬鈴薯，你可以先跟他說，你想每週有一天能吃得清淡一點。接著你可以增加至兩到三天。小步前進可能是應對唯我獨尊者最好的方式，因為他們很討厭大規模的改變，尤其這種改變並非由他們發起。
- 你可以找朋友角色扮演，來練習你和唯我獨尊的家人互動的方式。請你的朋友表現得固執一點，這樣你才能練習堅持立場。如果你卡關了，就交換角色，聽聽朋友會怎麼說，並記下重點。
- 想像自己很有自信，練習自信的表達方式，藉此獲得不退縮的力量和耐力。自信不是天生的特質，是一種習得的技能。
- 先告訴唯我獨尊的家人，你這段時間會做一些改變，可能持續兩週或一個月，然後再重新評估。

#5：犧牲奉獻的烈士精神

你覺得沒有資格要求家人做出改變。

有些人會陷入「你先、我後」的模式，不斷把別人放在第一位，

漸漸成為一種根深蒂固的習慣，導致你甚至沒有意識到自己已經把個人需求排在最後面了。

當我和瑪克辛開始討論她的困難時，很明顯她就是有那種犧牲奉獻的烈士精神。理智上她也知道這對她來說有問題，卻還是覺得自己應該讓每個人開心。例如，她會為挑食的孩子克萊兒特製晚餐，或是在星期六下午與麥可和孩子們出去吃霜淇淋。

「這些情況會不會就是因為，你都把別人的需求放在自己的需求之前？」我問。「你不需要幫克萊兒特製晚餐，也不需要陪麥可和孩子們去吃霜淇淋，你需要的是不同的飲食選擇來保持健康。」我讓她想了一陣子。「讓自己變健康不是只跟吃什麼東西有關，」我繼續說道。「這是一種需求。如果你不把自己的需求放在其他人的欲望之前，你覺得接下來會怎麼樣呢？難道你沒有權力要求家人做出改變嗎？」

瑪克辛嘆了口氣。為自己辯護對她來說仍然很困難。但她知道，如果她想減重，這是必要的。「我想，做我所需要的事應該沒問題，就算他們不喜歡，但孩子們確實習慣了洋芋片規則，麥可也不再抱怨我陪他吃飯時只吃沙拉了。」

「沒錯！」我說。「這不僅是好事，更是重要的事！」我提醒瑪克辛，她請家人做出改變並非是在惹怒他們，而是幫助她達成非常重要的目標，讓她可以保護自己的健康：

> 我自身所需要的，比家人想要的更重要。為了達到重要的目標，我有權做出改變。什麼都不改變，就無法達成目標。就算他們不喜歡改變，最後也會習慣的。✏️

在接下來的幾週裡，瑪克辛逐漸增加了更多改變，有些是暫時，有些則是永久。例如，她決定只煮一種晚餐，每個人都吃得一樣，再讓克萊兒跟她一起做些可以冷凍的食物，像是千層麵；如果克萊兒挑食，那就自己去用微波爐加熱千層麵來吃，也可以自己去做三明治。

隨著時間過去，瑪克辛慢慢開始確定自己的需求，並實施必要的改變。當她發現家人很快適應了新的現狀後，如今的她也比較能夠把自己的需求放在第一位了。

逃脫此陷阱

你也掉進這樣的陷阱了嗎？有時你太習慣把自己排在最後了，甚至根本沒有意識到你正在這樣做。若想找出你需要做出哪些改變，可以先想像一下不同的情況，想想看，假如你的家人都很樂意接受你的需求，你會做些什麼？

- 思考一下現狀是如何干擾你減重的。
- 辨別有害思維，例如，你是否相信自己無論如何都要讓家人開心？如果你對於把自己的需求放在第一位感到猶豫，問問自己，「為了重要的目標，讓家人稍微不方便或不適應，真的很嚴重嗎？」
- 評估你是否以非此即彼的方式看待變化。你是否認為你所做的任何改變，都必須是永久的，否則就乾脆不要變？或者如果他們現在不喜歡改變，是否就代表他們永遠都不會接受？

為家庭陷阱制定逃脫計畫

瑪克辛和蜜雅的故事，是我們在諮詢實務中經常聽聞的經典家庭

困境。試圖減重的人，因為有各自的成長背景、個性和家庭狀況，往往導致在與家人互動和家庭聚會時落入陷阱。不過，基礎策略和本章中的技巧都能幫助你解決問題，無論這些問題是來自於家人的評論和行為，或是你自己的有害思維和行為。

　　制定你個人的逃脫計畫：

❶ 找出未來可能出現家庭陷阱。
❷ 記錄自己的有害思維。
❸ 為每一項有害思維寫下具有說服力的回應。
❹ 制定一系列策略。
❺ 經常回顧與修改逃脫計畫。

　　在你腦力激盪構思逃脫計畫的時候，也可以參考右頁的例子。

反思初衷，重新投入

　　你可以繼續否定自身的需求，不斷滿足家人，但如果是這樣的話，你就要先做好無法成就自我的準備。你真正應該做的，是去完成所需的步驟，來達到減重和變健康的目標。即使發生衝突或雙方不對等的情況，也要學會做出改變來保護自身的需求。

　　過去你與難相處的家人互動時，是什麼樣的情況呢？你是否總是屈就他人？如果你不改變，以後又會發生什麼事呢？為什麼你總是把滿足別人看得比照顧自己還重要？為什麼別人值得你關心，而你自己卻不值得呢？

　　仔細審視你所遇到的家庭陷阱，在下一次家庭衝突發生之前未雨

綢繆。花一些時間寫一張總結提醒小卡，激勵自己做出改變，並且持續下去。

<table>
<tr><th colspan="3">逃脫計畫：家庭陷阱</th></tr>
</table>

情況 1：和媽媽一起烤餅乾時，我會忍不住吃太多。她會堅持要我帶很多餅乾回家，如果我不帶，她可能會批評我。

有害思維	自我提醒	應對策略
我很喜歡吃餅乾麵團。平常幾乎沒機會吃到。吃了也沒關係。媽媽也有吃。 如果我告訴媽媽我不帶餅乾回家，會讓她傷心。 如果我不帶餅乾回家，媽媽會很失望，我不應該讓她失望。 如果我告訴媽媽我不帶餅乾回家，或者告訴她我正在減重，她會批評我。	我的目標是減重，吃太多餅乾一定會變胖。 只要我吃計畫之外的食物，下一次就很有可能再度破功。 媽媽吃了多少餅乾麵團跟我沒有關係，只要我吃得比預計的多，就會變胖。 我已經是成年人了，應該要做出符合自己首要目標的決定。 媽媽失望也沒關係，這種失望只是輕微而短暫的。但如果我吃太多，我會對自己嚴重失望。 媽媽可能會批評我，但又如何呢。我可以請她停下來，羅伊會毫不猶豫地這樣做。	在出發之前吃完午餐，閱讀我的減重好處清單和提醒小卡。 先規劃只能吃一湯匙的餅乾麵團，和三塊烤餅乾，而且要坐下來慢慢吃。 先打電話給媽媽說一聲，告訴她我很想和她一起烤餅乾，但是我不會帶任何餅乾回家。 把羅伊當成榜樣，如果媽媽批評我，就像羅伊一樣態度溫和但堅定，請她停止，然後迅速轉移話題。 建立起不讓媽媽成功勸食的新標準。如果我不想要帶餅乾回家，那就絕對不會帶。 如果成功堅守立場，就要讚美自己。

PART

4

外在陷阱：
特殊情況是如何
困住我的？

CHAPTER 07

旅遊與外食陷阱

外食固然是生活的樂趣之一，但也帶來了許多讓你落入陷阱的機
會，尤其如果你是這樣告訴自己的：

「這是特別的一餐，我可以放鬆一下。」
「我有權吃想吃的東西。」
「吃外食本來就跟在家裡吃飯不一樣。」
「這是我的假期！我不該限制自己。」

出於各種原因，外食可能變成一種挑戰，無論你是在家附近吃、
在餐廳或在親友家裡吃，或是在度假及商務行程中吃飯。你可能因此
而有更多飲食選擇，並被眼前的各種食物深深吸引。你也可能會在不
同的時間，與不同的人，在各式各樣的餐廳和環境中用餐，而這一切
都會刺激你，導致你破功，進而後悔。而且吃外食的時候，你通常不
知道餐廳會如何烹調食物，也不知道每份餐點的份量是多少。

在餐廳吃飯，有各種菜色讓你挑選，這確實是很美妙的體驗，但
也帶給你無數的誘惑。當你到餐廳用餐，如果沒有從喝葡萄酒開始，
接著從前菜、麵包、沙拉、主菜到甜點，吃到「完整」的一餐，你可

能就會覺得很不划算。也許你會想，「錢不能白花」或「盤子裡不能剩下食物」。或者你可能會對自己說：「今天這樣吃沒關係，我明天再減回來。」如果要擺脫這些陷阱，你必須學會如何改變心態並提前做好規劃。否則，你就很可能破功，你可能會發現自己衝動地大吃，被視覺、嗅覺或菜單上描述的誘人菜色、麵包和超大份量所誘惑。現在，就讓我們仔細看看其中一些特別難以抗拒的陷阱。

#1：難得出來吃飯

你認為每次吃外食都是「特例」，即使你其實經常吃外食。

凱特是兩個男孩的母親，平時居家工作，是一位接案寫手。她第一次來找我時心情很差，因為在過去的幾個月裡，她本就已經超重的身材又重了好幾磅。

「我們的房子正在裝修，承包商說大約三週會完工，」她說。「但現在已經過了一個月，還是沒有完成。廚房完全不能用。」正因如此，他們這段時間都在吃外食。

她和丈夫都很喜歡去新餐廳嘗鮮，有時是自己去吃，有時是帶兒子一起。「不過，現在越來越誇張了，」她說。「我們幾乎每天晚上都在外面吃飯，而且我都吃太多了。我一直試著讓自己點一些健康、熱量低的食物，但很難堅持。或就算我這樣做了，等到把盤子裡的東西吃完之後，我又會再加點麵包和甜點。真的吃太多了。」

我問她，上一次她在餐廳點了一些事後懊悔的食物時，她腦中在想些什麼。「嗯，」她回答。「比如『我知道應該點一份沙拉就好，但我真的很餓』。」

「你上一次離開餐廳卻沒吃飽是什麼時候的事？」我又問。她想了一下。「好問題。我沒有吃不飽，就算我點沙拉，也會點富含蛋白質的沙拉。而且我還會再吃一塊麵包或有奶油的麵包捲。」她停下來再想了想。「我其實很喜歡吃沙拉，而且吃沙拉確實能吃飽。只是當我看著其他選擇時，沙拉似乎就沒有那麼吸引人。」

我又問了她一個問題。「你有沒有曾經點了一份沙拉，吃完之後卻心想『真後悔吃這個，早知道就吃一些熱量更高的東西』？」

「沒有，絕對沒有，」她說。「吃完健康的東西之後，我總是感覺很好。」凱特決定，她以後會嚴格遵守提前上網瀏覽餐廳的菜單，事先決定好要點什麼，她可以點任何想吃的東西，但熱量過高的餐點不能吃太多。

我看得出她很認真在思考。「我覺得，如果到時候看到當日特餐，我可能還是會很掙扎，」說著，她皺起眉頭。「每次看到特餐，我就會心想『點這個比較好』，而我原本計畫要吃的東西似乎就沒那麼特別了。」我完全明白這種念頭可能會破壞她的決心。而我也知道，以他們現在吃外食的次數，假如每次都點一些「特別」的餐點並全部吃完，那她不可能成功減重，甚至維持體重。「你可以自己選，」我於是說。「你可以最後一刻再來決定要點當日特餐，還是要依照原訂計畫點餐。但如果當日特餐熱量很高，你就不能吃那麼多。就目前來說，我認為直接避免選擇特餐還是比較好，等到你真正掌握控制外食的技能，再來依照意願選擇餐點。」凱特同意了。

為了幫助她明白，就算事前規劃飲食內容，外食還是一段特別的時段，我們列出了食物以外的其他美好體驗：

• 與家人共度時光

- 別人為你做飯和上菜
- 不需要洗碗
- 去新環境用餐
- 欣賞餐廳裝潢
- 觀察人群

「你說得對，」凱特說。「食物並不是唯一特別的部分。」凱特做了以下提醒小卡：

> 吃外食的時候，可以提前決定要點什麼，並按計畫飲食。就算我覺得肚子很餓、一定吃不飽，但這不是真的。我每次都有吃飽！✏️

> 食物只是外食的一部分。就算我吃的餐點不像當日特餐一樣令人食指大動，但依然是我喜歡的美食。吃外食的其他過程還是很美好，可以與馬修和孩子們共度時光，不必煮飯、有人幫你服務或整理桌面，還可以看看餐廳的裝潢、觀察人群。✏️

逃脫此陷阱

吃外食時，請記得，如果你的目標是減重，就只能比平時多吃一

點點。大多數餐廳的餐點熱量都比較高。一位開餐廳的減重者曾向我們透露他們的一些技巧，你絕對猜不到為了使菜餚更加美味，他們額外添加了多少油脂或奶油！

- 如果可以的話，在去餐廳之前先看一下菜單，決定好要吃什麼，並把計畫寫下來。在電腦前做出健康的決定，絕對比在餐廳裡更加容易，因為你不會受視覺和嗅覺的影響。如此一來，踏進餐廳之後，你不需要去看菜單，也不會被其他選項誘惑。
- 如果你沒辦法事先看到菜單，就制定一個整體計畫，營養均衡，且不要吃過高熱量的東西。
- 當第一個點餐的人，這樣就不會因為聽到別人吃什麼而受到影響。如果你想改變決定，問問自己：「吃完飯後，我希望很滿足，心情也很好，還是希望吃得過飽又自責？」
- 如果發現腦中出現有害思維，可能會妨礙你堅持計畫，就預先記在提醒小卡上，出發之前先拿出來閱讀，也可以同步翻閱你的減重好處清單。到了餐廳時，要是你很想吃計畫以外的食物，就找個理由暫時離開餐桌，去一個安靜的地方再次閱讀小卡和好處清單。
- 如果你想吃比計畫中更多的份量，先詢問是否能供應半份就好。如果不行，就請服務生把一半的份量先打包，另外半份端上桌。或是當食物送上桌時，你可以立即將不打算吃的半份先移到麵包盤或盤子的邊緣。
- 可以點兩份健康的前菜和一份沙拉，不要吃主餐。這樣就不會被過大的份量誘惑了。
- 記得，就算食物沒有那麼特別，外食的其他體驗也可以很特別。難道你不喜歡由別人為你煮飯、上菜、清理桌面嗎？有機會欣賞周圍

的環境、音樂和人群，是不是也很不錯呢？

#2：吃碗內，看碗外

你跑去吃光別人盤子裡的食物。

兩週後凱特回來跟我碰面，說她外食的情況變好許多，但有一種食物還是讓她很困擾。「小孩子的餐點都有薯條。我很喜歡吃薯條，所以每次看到，我都會想吃。真的很糾結。」凱特需要一份薯條計畫。

我們詳細討論了她的情況，並且發現，就算事先決定只從孩子的盤中拿幾根薯條，到頭來也是行不通的，因為她最後還是會拿更多來吃，並且同時把原定計畫中的其他食物也都吃光。於是，凱特確立了計畫的第一部分，也就是「不要從孩子的盤子裡拿薯條」。乾脆俐落，非常簡單。

凱特和我都同意，她可以偶爾吃薯條，但不能每次都吃。她認為可以提前決定好當天要不要吃薯條。如果她的餐點中沒有薯條，她可以自己點一份，就算孩子們不一定會吃完他們盤中的所有薯條。

但自己點一份薯條，可以強化她以下的認知：不要去吃孩子們盤中的食物，唯有事先決定要吃薯條的時候，她才能吃。她還必須先設定好要吃多少份量，並相應調整其他的餐點內容。這樣一來，她不必每次都思考是否要從孩子們的盤子裡拿食物，她會知道自己不能吃他們盤裡的東西，沒有糾結的餘地。

接著，凱特和我討論，如果她沒有計畫點薯條但又想吃的話，她可以對自己說些什麼。「我會提醒自己，薯條不會賣光！不需要每次都吃！我以前吃過，以後也還能吃到。」凱特製作了以下提醒小卡：

無論如何，都不能吃孩子們盤中的薯條。如果我這次投降，下次就更難控制。我很討厭每次都這麼糾結，所以下定決心不要去吃就好了。下次我可以事先規劃吃一點，但絕對不能去吃別人盤子裡的東西。🖊

之後，凱特又列了一份清單。

📑 薯條計畫

01. 不從孩子的盤裡拿薯條來吃。
02. 提前決定那一餐是否要點薯條。
03. 如果有點，就不能再吃其他碳水化合物。
04. 如果薯條的份量太大，就把其中一部分移到另一個盤子裡，並推到離我遠一點的地方。如果我認為自己還是會受到誘惑，就把它撒上很多胡椒粉。
05. 去吃外食之前，先閱讀我的薯條提醒小卡。

　　有了這些策略，凱特終於能夠遵循她的計畫，這對她的體重和自信心都有很大的幫助。她不再感到壓力，也不再擔心她會如何面對餐廳的食物，她可以吃外食又保持自制力，這讓她感覺很棒。「我還是會張望孩子們的薯條，覺得看起來很好吃，但我知道自己不會去拿來吃，我已經不再糾結了。這真的是一種極大的解脫！」

逃脫此陷阱

吃外食往往很容易不按計畫進食，你可能被菜單、視覺、香氣、份量和其他人盤中的食物誘惑。如果沒有全心遵循計畫，就有可能會放棄或一直感到壓力很大。你可能會一直糾結於「我該吃嗎？不該。但我真的好想吃」，並感到很不舒服，甚至最後可能投降。

投降則會導致負面的代價，在受到誘惑的那一刻，你可能試著不去想後果。然而，這些後果卻是非常實際的，更會讓你下一次更難以維持自制力。你還會攝取額外的熱量，拖慢你的減重速度，或導致體重增加。甚至，踏出餐廳後，你會覺得整趟體驗很不愉快。吃完飯後，你希望自己有什麼樣的感覺呢？

- 建立一套堅定的準則，不吃別人盤中的食物，除非你事先計畫好要這樣做。
- 養成為自己點菜的習慣，這樣你就不會再想著「他的那份看起來很好吃，我也好想吃」，而是會想「我只吃自己點的東西」。
- 如果你點的東西熱量很高，或者端上來的份量太大，就只吃其中一部分。
- 如果你被用餐夥伴盤中的食物誘惑，提醒自己，這絕對不會是你這輩子唯一吃到這種食物的機會，以後一定還有機會再吃。

#3：沒什麼健康的東西可吃

旅行時，你無法控制飲食。

喬爾是一位行銷主管，經常為工作出差，在全國各地飛來飛去。

而因為頻繁的商務宴席、高熱量的飯店餐點，還有機場的垃圾食物，他在過去十年間已經增重了四十多磅（約十八至二十二公斤）。喬爾第一次來找我諮詢時，說他很討厭自己越來越胖的腰圍，卻又無能為力。他的妻子總是吃得很健康，也會自己下廚，所以在家裡吃飯對他來說通常不是問題。但每次旅遊，他似乎就會失去控制。

「問題從機場就開始了，」他告訴我。「我總是很匆忙，沒有時間去找健康的食物，所以我都吃速食，然後就每況愈下。」我對喬爾說，過去幾年裡機場食物已經有所改變，現在通常有許多健康的選擇。我建議，如果他下次無法提前抵達機場，可以去買預先包裝好的三明治和水果。喬爾同意，而我請他為下一趟旅行寫一張提醒小卡：

> 因為我想減重，所以去機場時我必須買健康的三明治，不必花太多時間。速食很油膩，吃了有罪惡感，而且還會導致搭飛機時渾身不對勁。✏️

喬爾又告訴我，之後馬上會有一趟商務旅遊。「那是一個大型市場會議，」他說。「我們會跟許多業內人士和潛在客戶碰面。我連續四個晚上都要去參加商務宴會。會場會有一大堆甜食，像是甜甜圈、蛋糕和鬆餅。就算我知道不應該吃，但通常最後都還是會吃。話說回來，在這種會議上真的很難找到什麼健康的點心。」

於是我們想出了一個計畫。如果喬爾住的飯店裡設有商店，他或許能買到堅果或營養棒，或者乾脆直接從家裡帶去。他拿出手機，把這些食物加入到他的行李清單中。他知道自己行前都會很忙，所以也

把這件事加進了他的日程裡，「購買堅果或營養棒」。

接下來，我們又開始思考，假設喬爾在宴會上看到別人在吃點心，可能會出現哪些有害思維。「如果你帶著健康零食，卻被甜甜圈誘惑了，你會想如何提醒自己？」我問。

喬爾停頓了一下，想了想。「我常常出差，那些點心吃很多次了。味道是不錯，但吃完後我感覺很不好，而且還變胖了。真的不值得。」他寫了一張提醒小卡：

> 不要吃會議點心！我不想因此心情不好，也不想增加體重。吃自己帶的健康零食，會讓我感覺比較好，也不會變胖，這是雙贏。✏️

喬爾的下一個問題是商務餐會。「餐會的菜單都是固定的，」他告訴我，「你沒辦法選擇要吃什麼。」我向喬爾指出了一個非常重要的差異：雖然他不一定能控制菜單，但他總可以控制實際放入口中的食物。喬爾和我決定，在這些餐會中，他要盡量做出最好的選擇，並控制飲食的份量。喬爾列出一份清單。

📖 商務餐會計畫

01. 供應調酒的時段，只喝氣泡水。

02. 最多吃兩道前菜，可以的話再吃一些生菜。

03. 不要吃麵包，我有很多機會在家裡吃到真正的好麵包。

04. 晚餐時只能喝一杯葡萄酒或啤酒。

05. 把沙拉的醬料放在另一個盤子裡。

06. 可以喝湯，但如果是奶油基底，就只能喝幾湯匙。

07. 如果主菜份量太大，就只吃一部分，再加上兩個配菜的大部分。

08. 如果甜點看起來很好吃，可以吃合理的份量。

....

為了幫助自己堅持這個計畫，喬爾製作了以下提醒小卡：

要記得，雖然我不一定能控制餐廳端上桌的食物，但我可以
控制自己吃下肚的食物。堅持計畫，我會感覺更好。✎

關於商務旅遊，我們需要討論的最後一個部分，就是涉及飯店客房服務的餐點。「就算我並沒有真的肚子餓，晚上我還是會常常吃那些東西，尤其是我感覺很緊張或有點無聊的時候。畢竟食物就放在那裡，放在迷你吧或櫃檯上，就在我的眼前，」他說。

喬爾和我討論了可能的解決方案。他可以要求飯店把食物收走，或用一條毛巾蓋住食物。或者，如果食物都放在托盤上的話，他可以整盤放在櫥子裡。

「我喜歡用毛巾覆蓋零食的想法，」喬爾對我說。「而且，我還帶了一些健康的零食，所以如果我想吃，我可以吃那些。說真的，迷你吧的零食貴得要命，雖然差旅費有支付，但還是有點太貴了。」

為了幫助自己堅持這個計畫，喬爾又做了以下提醒小卡：

> 如果吃了迷你吧的零食，我一定會後悔。如果房間裡看不到
> 這些零食，我就不會想吃了。✏️

為了幫助自己記住這些策略，喬爾也列出了以下清單。

📑 一般旅遊計畫

01. 攜帶健康的零食。
02. 如果有時間在機場尋找健康的食物，那很好，但如果沒有，就去買
    一份健康的三明治或沙拉和水果。這樣做能讓我感覺更好。
03. 在晚宴和餐會中限制自己取用的食物和飲料（見商務餐會計畫）。
04. 把房間迷你吧上的食物蓋住。眼不見為淨。
05. 每天反覆閱讀減重好處清單和提醒小卡。
06. 當天需要早起的話，可以去運動。
07. 盡量走路。

逃脫此陷阱

　　旅遊中是否能成功控制飲食，端看你事前如何準備，當下又如何
實踐。想一想屆時所有的餐點和點心。怎樣才能取得健康的食物？如
何應對誘惑？也要攤開時間表，看看你什麼時候可以安排運動？

• 預留足夠的時間，這樣就可以在前往目的地的路上買些健康的食物。

問問自己，買健康的食物和買垃圾食物花的時間可能是一樣的，但吃哪種東西能讓你感覺更好呢？

- 帶些健康的零食，或在飯店附設的商店購買。或者辦理入住手續時，詢問櫃檯超市在哪裡，並確認你的房間是否有小冰箱。請飯店把迷你吧裡的食物拿走，或確保那些食物不在你的視線範圍之內。

- 在每一餐之前，提醒自己，你不一定能控制餐會提供的菜色，但你總能夠控制放進自己嘴裡的食物。

- 如果你事前知道餐會菜單，就具體計畫好要吃什麼。如果不知道，至少也要做大致規劃，比如你預計吃幾道菜？吃多少份量？

- 安排時間運動。利用運動應用程式或線上運動影片，或出門探索附近的環境，還能獲得新鮮空氣。

#4：反正在度假

我在假期中吃的東西都不算數。

凱倫很興奮，她即將和丈夫及三個孫女一起去海邊度假一週。多年來，他們每年都會在澤西海岸租下同一棟海濱小屋，凱倫喜歡和孩子們一起玩水、堆沙堡，還會去麵包店或小商店買點心給他們吃，也喜歡全家人一起吃飯，還有去拜訪他們多年來認識的鄰居和朋友。

但是凱倫也很擔心。她之前好不容易才瘦了三十五磅（約十六公斤），不確定假期開始之後會如何。往年他們去海邊度假兩週時，每一次她都會增重五磅（約兩公斤），毫無例外。等到假期結束，她又得費盡心力才能回到正軌上。

凱倫之前的想法是：「我要去度假了，應該放鬆一下，我不想要

因為控制飲食而毀了整趟假期。」她說可以隨心所欲地吃東西，感覺太好了。不過，當我更仔細地詢問她時，她也意識到，盡情大吃不一定真的那麼好，實際上她經常感到內疚。「而且，」她回想，「當我吃掉一大份午餐，就覺得自己變重了，等到換上泳衣去海邊時，我就會對於自己的身材非常介意。」我建議凱倫先寫下控制飲食的優缺點，也寫下想吃就吃的優缺點。以下是她列出來的內容：

想吃就吃的優點	想吃就吃的缺點
感覺很自由	總是感到有點內疚
不需要提前思考和制定計畫	感覺自己很失控
可以跟別人吃一樣的東西	感覺身體更加沉重
可以吃更多，尤其時我很愛、但平常不能吃的食物	糾結於食物選擇
	穿泳衣時很介意身材
	擔心自己回家後是否能重回正軌
	變胖
	抵銷原本的進步
	強化不良的飲食習慣
	變成孩子們的壞榜樣
	不想讓家人知道我吃了多少，所以我會偷偷地吃，這感覺很不好
	有時覺得吃太撐了，尤其是在大餐和甜點之後

控制飲食的優點	控制飲食的缺點
我會感覺很好！	不能隨心所欲地吃
不會變胖（或不會變胖太多）	必須提前計畫
不會有內疚感，但一樣能從食物中獲得快樂	不能吃那麼多
會為自己感到驕傲	可能會有飢餓感
回家後不必再擔心自己是否能回到正軌，因為我一直很自制	無法跟家人吃的一樣
回家後不會害怕量體重	
會感覺身體更輕盈	
不會那麼介意自己的身材	
會成為孩子們更好的榜樣（因為不常吃零食）	
不會糾結於食物和體重，導致破壞吃東西的樂趣	
在旅途中會感到更加樂觀和正向，因為我不會為自己的飲食感到自責	

　　列完表格之後，凱倫說：「好，很清楚了。出去玩跟在家裡完全一樣，保持自制力會讓我感覺比較好，失控時感覺更糟。」她為自己寫了一張提醒小卡：

> 度假時如果飲食失控，整個假期會變得很糟糕，一點也開心不起來，因為我會很自責，心情會變得很差。度假期間好好控制飲食，能讓整趟旅行變得更美好，我的感覺會很好多，

> 而且如此一來，我也不必擔心假期結束後是否能回到正軌上，因為我一直都在軌道上。🖊

為了強化這些資訊，我請凱倫想想，她希望出遊回家後心裡有什麼感覺。首先，我請她想像自己在假期中吃太多，體重增加了。她開始想著自己回家後的隔天早上量體重，一定會覺得自己變臃腫、沉重，並感到灰心，去年假期過完她就是這種感覺。接著我再請她想像，她一直保持自制力，最多只增加了一兩磅（約○‧四五到○‧九公斤）。她認為自己會鬆一口氣，感到自豪，大受鼓舞，並感覺樂觀。她又寫了一張小卡：

> 假期結束後，我想帶著美好的心情回家。如果我暴飲暴食，我會覺得自己很胖、身體沉重，心情也會很沮喪。如果我能保持控制，我會感到輕鬆、自豪、受到鼓勵，也會很樂觀。保持控制是非常值得的。🖊

逃脫此陷阱

我們總習慣把假期視為「毫無規則」的時段，然而，你吃的每一口額外熱量，其實都還會在假期結束後反應出來，就像紀念品被你帶回來一樣。只要專注於堅守計畫的正向結果，就能防止度假結束之後的沮喪。

- 分別列出度假期間想吃就吃和控制飲食的優缺點。

- 度假期間想吃就吃不一定會感覺比較好，尤其是吃太撐、行動遲緩時更是如此，所以要去意識到這一點。

- 如果有某些食物是你歷來都只允許自己在度假期間吃的，那就預先規劃，在一年之中的某些期間也能吃得到，這樣就能大幅削弱這種食物的特殊性，讓你不會想要在假期中大吃一番。

- 思考一下你回家之後希望有什麼感覺？你希望自己因為保持了自制力而感到高興，還是為自己增重過多而感到沮喪？想像一下，你需要花費多少努力、多少時間才能減掉假期增加的體重。

- 想想你的選擇：是要繼續這種假期破功的循環，還是建立一個讓你自豪的新傳統。

#5：過度嚴格的飲食計畫

你制定的飲食計畫太難遵守了。

　　另一個常見的陷阱，則是你所制定的計畫有太多限制。雖然你的立意可能是好的，但還是需要實際一點，考慮一下你堅持計畫的可能性有多大。

　　太難遵守的計畫會觸發有害思維，你可能會開始想著：「這太困難了，不如現在想吃什麼就吃什麼，等回到家再重回正軌。」但其實，如果你能事先制定出一份包含美食犒賞的計畫，只要再多運動一點，就有可能根本不會增加任何體重。又或者，你可能會增加一點體重，但絕對遠遠低於你因為直接放棄而變胖的程度。

　　凱倫一開始和我討論她的假期飲食計畫時，她說：「我覺得應該

和在家吃的一樣。」

「你認為這夠實際嗎？」我問。「你不是說過，度假時，晚餐大多會在餐廳吃嗎？還說你會整天進出廚房？還說，你總想吃一些特別的美食，是海灘附近才能吃到的？」

凱倫仔細想了想，說：「也許真的可以比在家的時候寬鬆一點。因為之前有幾年，剛開始時我和平時在家一樣嚴格，但到了第二或第三天，我就漸漸脫離計畫，然後就完全放棄了，那整週剩下的時間裡，我隨心所欲地吃。」我們決定要一起來定義「寬鬆」的標準，因為凱倫知道，在家裡「寬鬆」會讓她陷入麻煩。她明白，寬鬆不代表她可以隨意決定自己想吃什麼。相反，是要提前計劃好額外的美食犒賞，並嘗試衡量她會增加多少體重。

凱倫決定，她最多可以增加兩磅（○‧九公斤）。我們還計算了一下，她可以比在家時多運動一些，藉此消耗一些額外的熱量，即使可能無法消耗太多。她制定了以下計畫。

....

📑假期飲食和運動計畫

早餐：和家裡一樣

午餐：和家裡一樣。如果在餐廳，就盡量點一些接近在家吃的東西。

晚餐：在餐廳吃飯時，可以吃 1/2 到 3/4 份蛋白質、1/2 份碳水化合物、
　　　　一份沙拉，不加奶油或油類的蔬菜、一杯酒、一些甜點。將所有
　　　　的醬料放在一旁，盡量少用。

點心：高蛋白零食，一天兩次

特別犒賞：每週可以五次，可以選擇麵包店的中等尺寸餅乾，或一小杯
　　　　　　冰的優酪乳，又或是約兩杯焦糖爆米花。

運動：每天三十分鐘，走路或騎腳踏車。

....

接下來我們討論了凱倫度假回家後的生活。回到家並重新步入正軌，對她來說一直以來都是個問題。這次，她決定在出門前先做好火雞肉丸冷凍起來，並確保冰箱裡存放一些冷凍蔬菜，這樣回家之後，她就不會受到誘惑、一直吃零食，沒有好好坐下來吃一頓正餐。她還決定，每天早上無論如何都要量體重。假期結束後，她安排第二天晚一點再去上班，這樣才有時間去超市購物，並為接下來的一週把房子先打理好。她把這些項目都加入她的假期清單之中。

兩週後我見到凱倫，她做得非常好。雖然她曾兩度偏離計畫，但她很快就回到正軌。雖然增加了兩磅（○‧九公斤），但她已經減掉一磅（○‧四五公斤）了。她非常高興！

逃脫此陷阱

無論是在餐廳吃飯或者出遊時，飲食控制者對外食都很可能會有非此即彼的心態，認為自己要不就是在假期中放棄所有的限制，要不就是應該遵循與在家時完全相同的計畫。實際上，中間值往往是更好的選擇。最好不要一心想著「放鬆」，如果你要出遊好幾天，先想清楚你最多能接受增加多少體重，並相應地計畫你的飲食內容。出遊時想要多吃一點完全合理的，而且這也很重要，讓你能玩得盡興一些。只要你事先制定計畫並堅持下去，就能強化良好的習慣，就算你確實增加了一兩磅，也沒有關係。

• 可以的話，外食前先看看餐廳的菜單，決定好要點什麼。如果沒辦

法看到菜單，也要有一個大致的計畫，並控制份量。

- 如果你經常在外面吃飯，不能每餐都吃開胃菜、湯、沙拉、麵包、甜點、葡萄酒和主菜。可以考慮輪流吃，例如有時候吃開胃菜，有時候吃沙拉或湯。

- 多數餐廳的食物份量都很大。可以先計算你平時在家都吃多少，到餐廳時只吃相同的份量就好，並將多餘的食物與你計畫吃的部分分開。

- 列出一份旅遊清單，釐清你在出發前、途中和回家後需要做什麼。

- 確保你的飲食計畫是合理且可以實踐的。如果你要出遊一週或更長的時間，就要考慮你可能會增重幾磅。相較於毫無計畫、計畫鬆散或計畫過度嚴格，事先計畫好增重的許可範圍，絕對會幫助你少胖好幾磅。

- 如果在飲食上犯了錯誤，只要能馬上回到正軌，就沒有什麼關係。要注意自己是否在擔心會「糟蹋」整趟旅遊，這是一種有害思維，可能會讓你在回家前毫無節制地大吃特吃。

- 在出發旅遊前，先計劃好回家後的第一餐要吃什麼。

- 下定決心無論如何都要在回家後的第二天早上量體重。如果你是開車到度假目的地，甚至可以把體重計帶出門，每天都量一量，有助於你保持良好的狀態。

為旅遊與外食陷阱制定逃脫計畫

在餐廳和旅途中吃東西，可能會有各式各樣具有挑戰性的陷阱。五花八門的食物、外食的新奇感，以及自己放棄計畫的心態，都會使你難以保持控制。盡可能多制定逃脫計畫，用來應對不同的處境。記

得，每一個錯誤都是學習的機會，可以隨著時間，不斷增補自己的逃脫計畫。

❶ 找出未來可能出現的旅遊與外食陷阱。

❷ 記錄自己的有害思維。

❸ 為每一項有害思維寫下具有說服力的回應。

❹ 制定一系列策略。

❺ 經常回顧與修改逃脫計畫。

在你腦力激盪構思逃脫計畫的時候，也可以參考右頁的例子。

反思初衷，重新投入

想想看，如果你把每一次外食都當作特殊場合，吃完之後感到強烈後悔，這樣做值得嗎？下次出去吃飯時，你需要提醒自己什麼呢？大吃大喝最終是否會讓這頓晚餐蒙上陰影？**如果外出度假時偏離了正軌，最終是否會使旅遊回憶變得很糟？**

為下一次旅遊收拾行李，或為約會之夜挑選餐廳之前，空出時間來研究旅遊與外食的陷阱，這樣才能有所準備。花一些時間寫一張總結提醒小卡，激勵自己做出改變，並且持續下去。

逃脫計畫：旅遊與外食陷阱

情況 1：對飯店的自助早午餐，我總想著只吃雞蛋和水果就好，最後卻什麼都吃了。

有害思維	自我提醒	應對策略
這真的是一頓特別的自助餐，我想讓錢花得值得。	我們早就支付了自助餐的費用，所以錢已經花出去了。對我來說，保持自制力來減重更有價值。	下樓吃自助餐之前，先回顧一下我的減重好處清單和這份逃脫計畫。
我以後可能再也不會來這裡吃飯，所以我想確保品嘗每樣東西。	我固然可以品嘗一切，但這會強化我的僥倖心態。我更應該建立新的自助餐習模式，強化我的意志力，讓自己感覺更好，吃完早午餐時，身體也感覺比較好。	提前決定好要只吃適量的雞蛋和水果，還是可以吃幾種不同食物，但份量少一點。
我可以等到這個假期過完再回到正軌。	我有多少次想著「星期一再開始減重」？如果沒有使用這個藉口，我本來可以成功減重並維持身材多年。	如果是後者，先瀏覽一下整個自助餐檯，選擇四或五種看起來最好的食物。
我想要能隨心所欲地吃任何想吃的東西。	我固然可以隨心所欲地吃，但我更該停止愚弄自己，這樣才能成功減重。每一個選擇都很重要。想吃就吃也意味著體重會增加，接著會感到愧疚，一整天都覺得自己很胖，這一點都不值得。	拿一盤食物就好。吃完時，把餐巾放在盤子上，表示已經吃完了，不要再去吃第二份。
別人都能夠吃他們想吃的東西。	其他人也有可能在控制飲食，他們可能其實很注意自己的體重，或遵循醫療指引，飲食，或想要吃得更健康。不管是哪種情況，別人吃什麼與我自己的減重目標都沒有關聯。	閱讀相關的提醒小卡。 削弱僥倖心態，強化自己的意志力。 如果成功保持自制，就好好讚美自己。 想像一下，週一量體重時，發現自己並沒有增重，我會有多高興！

CHAPTER 08

節慶陷阱

節慶中會突然出現許多挑戰。你可能會被邀請參加聚會,而其他人正盡情吃喝。人們可能會在辦公室或家裡給你帶來零食。也許你長期以來都習慣於「這是節假日耶,放鬆一下沒什麼大不了的」這種有害思維,在其助長下有了過度放縱的習慣,以為讓自己隨便吃就能享受假期。但真的是這樣嗎?想想失去控制的後果。內疚、自卑、信心下降和體重增加,肯定會使你的節慶活動變得掃興。另一方面,如果你學會了如何控制自己,你可能會更加享受節慶。為這些節慶陷阱做些準備,有助你從中逃脫。

#1:一生只有這麼一次

你以節慶為藉口,想吃什麼就吃什麼。

多數飲食控制者都很難在聚會上保持自制力,尤其是節慶的聚會。大家都很容易受節慶氣氛感染,完全沉浸其中。雖然提前規劃好、吃一點額外的美食是很合理的,但如果你在節慶期間參加大量聚會,並且每一次都很放縱地大吃,你必然會增重。

蒂安娜是一位祕書，在我們辦公室附近的一家電信公司工作。夏天快結束時，她來找我諮詢，說自己對年底的連續假期感到很焦慮。她已經比幾年前重了大約十五磅（約七公斤），很希望今年能夠扭轉局面。她一直很堅持固定運動，也認為自己每年的飲食並沒有什麼太大的變化，但在這些原本很有效的自我照顧計畫中，還是有一個巨大的黑洞，那就是一連串的冬季節慶。

蒂安娜很喜歡聚會，尤其喜歡節慶大團圓。四十歲之前，她還能在節慶期間放鬆一下，雖然會增重幾磅，但只要恢復飲食控制，幾個月就能減掉多出來的體重。然而，最近幾年，她發現恢復身材越來越難了。節慶期間增加的重量始終減不下來。「每年十二月，我都會對自己承諾，我要控制飲食，因為我知道自己已經不能再像以前那樣吃東西了，但最後我總是做不到。節慶期間真的比一年之中的其他時間還要困難。」

蒂安娜先從我們的基礎策略做起，到了秋天，她已經減重七磅（約三公斤）。十二月初，我和她一致認為，她可以一直維持這種狀態到新年，在一月之前，她都不需要嘗試減去更多體重。

即使有這個合理的目標，蒂安娜還是告訴我，她覺得聚會對她來說將會是一大挑戰。「去參加這些活動時，我真的很難注意到自己吃了什麼東西，」她說。「這麼嚴格的紀律會讓我覺得很累，接著開始失去動力。每次我都會開始想著，『這太難了，我不想再想這件事，我現在想吃什麼就吃什麼，等到一月時再來注意飲食狀況』。」

我問蒂安娜，她認為在節慶期間保持在正軌上有什麼優點，然後我們一起列出一份很長的清單。

🗐 節慶中保持在正軌上的優點

01. 我已經不像以前一樣可以輕鬆減掉節慶期間多出來的體重，如果今年又變胖，減重會非常吃力。

02. 我會覺得自己很有自制力。

03. 不用擔心需要在一月回到正軌。

04. 不會每次看到節慶美食就受到食慾支配。

05. 節慶聚會時，在別人面前吃東西，也不會對自己的身材感到難為情。

06. 所有衣服在節慶和新年過後都還穿得下。

07. 我會對節慶聚會感到興奮，而不是一直擔心自己的飲食狀況。

08. 不用擔心該穿什麼去參加聚會，因為我知道衣服都還很合身，穿起來也很好看。

09. 我將能為自己的未來建立很好的榜樣。

10. 新的一年開始時，我會心情很好。

11. 不用犧牲一整年所有的減重努力。

蒂安娜決定要定期閱讀這份清單。

現在，蒂安娜清楚地知道為什麼在節慶聚會期間保持正軌對她來說很值得，我們接著要努力消除可能會阻礙她的有害思維。「我不知道該怎麼解決『這是節慶』的想法，節慶期間，我真的不想去考慮健康飲食。」我問她，不考慮飲食的後果如何。

「很糟，」她回答。「所以我現在很確定，我希望今年會有所不同。」她聽起來很堅決。

「那就讓我們想出足夠有力的應對方式，」我說。「如果你開始

對健康飲食感到厭倦，你會想要對自己說什麼呢？」在我們討論之後，蒂安娜製作了一張提醒小卡：

> 一定要衡量自己的飲食狀況。如果我在參加聚會前好好規劃，就可以事先在計畫中加入一些點心，再加上聚會當下多加注意自己的進食情況，我的心情會很好。如果我沒有事前計劃，等聚會結束時，我就會陷入負面思考中，還會因為沒有控制飲食而感到非常難過。所以無論如何，我都該好好想想。

逃脫此陷阱

很多人容易在冬季節慶期間放棄數個月來為減重所做的努力。有些飲食控制者在萬聖節放鬆了控制，直到一月才真正恢復控制，甚至根本無法恢復。也有的人是在十一月底之前都表現良好，到了感恩節或十二月這一輪節慶期間，就開始時陷入困境。對飲食控制者來說，這個季節就是個陷阱。但只要你專注於運用基礎策略，並練習更多針對節慶制定的策略，加上遵循一些自我提醒，就能度過這個充滿挑戰的時刻，為自己感到驕傲，還能享受節日。

- 列出一份節慶減重好處清單，寫下所有值得你堅持下去的理由。每天至少讀一遍，在參加聚會前也要讀。
- 前往節慶派對之前，就先規劃好預計要吃哪些額外的點心。
- 記得，如果你每次聚會都攝取額外的熱量，這樣是不可能維持體重的。除非你在當天剩餘的時間裡都不吃東西。

- 如果你想去參加節慶聚會，但一點都「不想」控制飲食，可以提醒自己，沒有所謂的想或不想，你要不就是只能好好做出健康的飲食選擇，讓自己在派對結束時感到愉快；要不就是大吃特吃，並在事後感到後悔不已。
- 提醒自己，控制飲食並不一定非此即彼，你不需要在「什麼都不吃」和「大吃特吃」之間做選擇，可以尋找這兩個極端之間的中間地帶。

#2：到處都有零食

你無法不吃辦公室準備的節慶點心。

蒂安娜告訴我，節慶來臨前的另一大挑戰，就是辦公室裡會有許多點心。「辦公室裡有這麼多吃的，真是荒謬！茶水間有好多的烘焙食品，祕書桌上還有糖果，更不用說，廠商幾乎每天都會送來一籃又一籃的美食。」她聽起來幾乎可以稱得上憤怒。「到處都有吃的！我真的很努力去抗拒，但有時還是被打敗。」

我問蒂安娜什麼時間最難抗拒？「大約下午三、四點鐘，」她說。「那是我感到飢餓、疲憊的時候。平時我會吃一塊水果，當然，那是因為平常茶水間沒什麼東西可吃。節慶的時候就變得很困難，我常會除了水果之後，多吃至少一種零食。」

蒂安娜需要一份辦公室點心指南。我告訴她我為自己定的一條規則：晚餐前不吃垃圾食物。

「不只是在節慶期間，我們辦公室的茶水間一整年都有零食，」我解釋道。「如果沒有這條規則，每次去茶水間倒水或茶，我都會看到食物，然後就會開始糾結要不要去吃。我會讓自己一整天都處於貪

吃的危險之中。但是因為我為自己定了這條堅定的規則，所以事情就沒那麼困難了。一開始確實不容易堅持，但隨著時間過去，就變得越來越容易，因為我證明了自己真的有辦法抵制那些零食。我知道，如果我真很想吃，我可以帶一點回家，晚餐後再吃。但無論如何，我下午就是不會去吃。確定自己不會在辦公室吃垃圾食物，這讓我的一天變得輕鬆多了。」

蒂安娜覺得這聽起來雖然困難但很有道理。「我想知道怎麼做，」她說。「每次在辦公室吃甜食，我都會感到內疚。有時候我坐在辦公桌前，就會開始想著茶水間的點心，接著越來越想吃，最後就屈服了。等到吃完之後，我又會對自己好生氣。」

更糟的是，吃一口零食並不會遏止她的食慾，反而會讓她一直想著食物，再回去吃更多，當然也讓她再次感到自責。「食慾和體重都增加了，這真的不值得。我想要嘗試你的規則。」她列出了以下清單。

📑 節慶點心

01. 不要在辦公室吃零食。

02. 如果很想吃，帶一小塊回家晚餐後吃。但如果當天晚上有聚會，準備要吃大餐的話，就不能再多吃點心。

03. 如果我很想吃，就去做其他事，也可以做好幾件事，直到感覺消失：

- 重新關注工作。
- 做幾個深呼吸。
- 喝水。
- 散步。
- 查看電子郵件。

- 做辦公室有氧運動。
- 跟同事聊天。

....

「你知道嗎？」蒂安娜說，「我想我也要做一張提醒小卡。」

> 在工作中不要吃垃圾食物，這是值得的。我不想要一直糾結，不想變胖，也不想要事後感到內疚。如果在辦公室看到我想吃的零食，要記得：我可以吃，但不是現在吃。如果我事先規劃好回家再吃零食，我可以吃得更加享受，因為我會一點罪惡感也沒有。🖊

　　我告訴蒂安娜另外兩個我堅持不在辦公室吃垃圾食物的原因：「我知道一旦自己吃了零食，就可能不會滿足於只吃一份，我可能想繼續吃。此外，我的信心也會下降。這次屈服，以後就會越來越難堅持，我可能會想說，『好吧，我昨天或上週屈服了，現在屈服也沒差了』，但其實我根本不應該屈服。只要堅持，就沒有其他延伸問題。」

　　蒂安娜點點頭。「我要把這些加到我的提醒小卡上。」

逃脫此陷阱

　　你可能會猜想，應該有很多人也在試圖抵制辦公室零食陷阱，各地的上班族們，或至少那些想要健康飲食或避免體重增加的人都是如此，所以有朝一日，茶水間可能會禁止供應點心！但是，在這種政策

開始流行之前，你還是要先保護自己。

- 考慮為自己定下準則，規定自己如果要拿辦公室裡的零食來吃，只能吃多少份量。例如，「每天只能吃一份，而且不要在辦公室吃」，或是「除了星期五午餐之後可以吃，其他時間都不能」，這兩條規則對許多飲食控制者來說是有效的。
- 提醒自己，如果你制定了「工作中不吃零食」的規則，不代表你永遠不能吃到那些零食，你只是不會在辦公室吃而已，你可以帶回家，晚餐後享用。
- 只要堅守住自己定下的原則，就好好讚美自己。
- 如果你出現了破例的念頭，就提醒自己每一次的選擇都很重要，因為你有可能增強僥倖心態，或讓意志力更加堅強。
- 帶一份健康的零食去上班，這樣你就不會受到誘惑。
- 想想過去幾年你是如何面對節慶點心的。你是否吃了很多？你的體重是否因此增加了？雖然此刻你可能很難抗拒辦公室的零食，但是等到踏出辦公室時，你會很高興自己做到了。

#3：大家共享美食

你告訴自己放縱是沒關係的，因為其他人也都在吃。

隔週，當蒂安娜回來找我時，她告訴我，雖然她在辦公室吃零食的情況好多了，但星期六下午她還是遇到了一個讓她沮喪的問題。

「我參加了朋友辦的節慶聚會，」她告訴我。「事情進行得不太順利。我抱著很高的自我期待前往，但後來我們開始裝飾杯子蛋糕，

每個人都在吃蛋糕，所以我也開始吃了，雖然我當天已經吃過別的點心了。還有很多其他節慶點心我都沒有去碰，但我還是不應該吃那些杯子蛋糕。」

蒂安娜在前往聚會前就已經先吃過點心。抵達聚會的不久之後，她又吃了幾塊餅乾。「本來應該到此為止，」她說。「但杯子蛋糕的裝飾讓我好心動。我開始想，『大家都在吃，所以我吃也沒關係吧』。吃完一個之後，我又想，『嗯，大家都在吃下一個，畢竟是節慶嘛』。於是我又吃了第二個。接著，我朋友叫我吃吃看她的蛋糕，我一直很想嘗嘗紅絲絨蛋糕，所以我又吃了幾口。我真的搞砸了。」

蒂安娜當時的有害思維十分典型。她需要一張強而有力的提醒小卡，確保過去的情況不會再重演。

> 別人吃什麼不重要，現在是節慶也不重要。我需要專注於飲食計畫，才能避免體重增加。節慶時多吃的熱量，跟所有其他時間多吃的熱量一樣，都會導致我變胖。只要吃了額外的食物，體重就是會增加，並不會因為現在是節慶，就可以吃比較多。如果我的目標是保持體重，那就是不能吃。✎

「關於聚會還有一件事可以聊聊，」我對她說。「你剛才提到，還有其他節慶食物你沒有去碰。回想起來，你很後悔自己沒有去多吃點那些食物嗎？」

「不會，我很高興自己沒有吃。」

「但你確實後悔吃了杯子蛋糕？」

「對，很後悔。」

「這很重要。多數飲食控制者都不會因為沒有吃到某些食物而後悔，只會後悔自己吃下額外的食物。」

「我覺得我也是。當我在辦公室保持自制力時，我一整天都感覺很好，但吃了杯子蛋糕後，我只覺得很糟糕。」

針對這個想法，蒂安娜製作了以下提醒小卡：

不吃節慶點心、辦公室零食，我一定不會後悔，但如果吃了額外的、計畫外的食物，我一定會後悔。想想去蕾絲莉家聚會時吃的杯子蛋糕！等到誘惑過去之後，我一定會很慶幸沒有去吃那些東西！✏

逃脫此陷阱

同儕壓力、從眾行為、社會濡染……無論你怎麼描述，我們都必須明白，這會影響我們的飲食行為，尤其是當我們為吃東西找藉口的時候。

- 記得，額外的熱量就是額外的熱量。事實上，不管是其他人也在吃，或者現在是節慶期間，都不會改變增重的結果。如果不希望變胖，就不能吃進額外的熱量。
- 問問自己，當我從聚會回到家，或者隔天早上量體重的時候，是否會後悔自己昨天沒有吃某一項美食？還是如果我吃了，我會感到更後悔？

- 當你成功抵制美食誘惑時，多多讚美自己。
- 成功度過一項節慶活動之後，就在日誌中列出「美好回憶」清單。慶賀你的成功，並給自己面對下一場挑戰的力量。

#4：節慶前夕

節慶的日子都還沒到，你就已經開始大吃大喝。

凱絲莉喜歡在節慶期間招待朋友和她的孩子們。她的四個孩子都已經結婚生子，所以她也已經有九個孫子、孫女，接下來還有另外兩個即將出生。她一直努力減重，也的確有慢慢變瘦。在十一月初的一次會面中，我們討論到感恩節的狀況。

我請她說說往年感恩節是怎麼過的。她告訴我，全家人和一些她的摯友，會在接近中午時到她家來，然後待上一整天。多年來，他們已經養成了一些節慶習慣，比如所有人一起玩橄欖球，小朋友也可以參加，或者坐下來翻翻之前的節慶相簿，也會幫爺爺整理院子，全部的人都吃很多、很多、很多的美食。

接近中午時，凱絲莉拿出豬包毯、數種美味的乳酪和餅乾、異國風味沾醬，還有薯條、焗釀蘑菇和迷你蟹肉餅，這些甚至還不是從中午開始的感恩節大餐！[6] 她告訴我，她烤的甜點足夠「餵飽一支軍隊」。

我問凱絲莉去年感恩節過後的感受。「嗯，我本來覺得還好，直到看了孩子們寄給我的照片，」她說。「我心情變得很差，不敢相信自己看起來這麼胖。」

---

6 編註：在美國，感恩節大餐往往從中午或午後開始，具體時間則依各家庭情況有所不同。

但她很難控制飲食。「我不想增加體重，也討厭讓之前所有努力付諸流水。可是節慶的習慣真的很難改變，」她說。「感恩節前一天，我的飲食控制狀況就會開始鬆懈。家裡擺了很多平時不會買的食物，自己烘焙時也會不斷試吃，感恩節時又會吃太多，有時節日過完了還繼續吃。上個月減掉的重量在短短幾天之內都胖回去了！」

凱絲莉需要一些可靠的計畫，包含節慶前夕、節慶當天，和節慶過後的安排。此外，她需要提醒小卡來幫助她堅持這些計畫。她決定在感恩節前一天，制定一份「正常飲食規則」，這意味著，節慶時她的飲食時間表跟平常大致相同，但她可以提前規劃，在正餐和點心中加入一些特殊的節慶食物。例如，家裡平常沒有堅果，但節慶前，她會買核桃來做成派，所以她可以規劃用核桃代替她平常下午吃的點心。

節慶期間，她也會吃許多額外的食物，她認為自己有正當理由，因為她必須先嘗過自己做的料理。所以她決定，這些就是她在節慶期間的零食額度。她列出一份清單。

📋 感恩節的前一天

01. 正常飲食，按照我平常的時間表：早餐、午餐、點心、晚餐、點心。

02. 如果想吃其他東西，提前規劃用正餐和零食中的某些食物來「替換」，而非「加入」，比如核桃。

03. 不可以隨興替換。

04. 煮飯時只做必要的品嘗。

05. 一整天裡根據需要，閱讀我的減重好處清單和提醒小卡。

凱絲莉發現提醒小卡會很有幫助。

> 如果很想吃家裡的餅乾、沾醬之類的東西，但又沒有事先把
> 這些食物納入計畫，一定要提醒自己，今年我想展開全新的
> 健康飲食習慣。如果想要感覺良好，就必須堅持計畫。✏

我讓凱絲莉描述一下節慶時她大致上如何度過一天。「我起得很早，大約五點鐘，接著就開始烘焙。烘焙是我的專長，」她自豪地說。「我也會開始製作配菜和前菜。然後我還得擺設餐桌，通常大約會有二十五個人用餐。我也很常在快要來不及時跑到超市去買食材。」她嘆了口氣。「真的很累，所以我也真的很難保持控制。」

「你認為自己什麼時候最有可能偏離計畫？」

凱絲莉思考著這個問題。「烘焙的時候吧，」她說。「尤其是我把餅乾從烤箱拿出來，放進盤子裡的那時，餅乾熱呼呼的，聞起來好香，這時候我最容易破功。」凱絲莉和我討論了幾個選項：

- 完全不做餅乾，直接避免這種誘惑。
- 剛吃完早餐還很飽的時候就馬上開始做餅乾，這時候可能不會受到誘惑。
- 還是可以做餅乾，但不要吃。
- 提前決定好要吃多少片剛出爐的餅乾，坐下來慢慢吃、用心吃。
- 把餅乾留下來，當成晚上的點心，這樣一整天都會很期待吃到它們。只要放在微波爐裡幾秒鐘，就能讓它們再度變得熱呼呼。

凱絲莉最後選擇了第四項，並把它加入清單中。

> 餅乾稍微放涼後就可以吃兩塊。坐下來用心吃、慢慢吃，享受每一口，不用有罪惡感，晚上時，就用一片水果來取代我平常吃的甜點。✐

逃脫此陷阱

就算節慶還沒有到來，也能感受到濃厚的慶祝氛圍，讓你準備得很投入，尤其如果你待在廚房的時間更長，就更有可能會破功。

- 如果你為了準備招待大家，導致自己的日常規律被打斷，可以制定一份節慶前夕的飲食計畫，這樣你就不會那麼隨興地吃東西了。
- 安排好你的一天，要包含運動和休息時間。
- 客人還沒來之前，先把誘人的派對食物都放進食物袋裡，甚至可以放進冰箱，避免自己接觸到它們。

#5：完美主義

你花太多時間和精力讓一切「井井有條」。

隨著進一步的討論，我們發現，凱絲莉在感恩節前一天會非常忙碌，這顯然讓她很難堅持正常的飲食計畫。我問她這會對她的飲食產生什麼樣的影響。

「嗯，我承認，通常不是什麼好影響。」凱絲莉告訴我。「我覺得自己是個完美主義者，會努力讓一切都很完美。所以在準備食物時，我很容易因此忽略其他事情，比如會忘記要運動和健康飲食。」

我向凱絲莉暗示，她可能需要一種新的心態。「你目前的想法似乎是認為，為了把派對準備得很完美，就算必須付出體重增加等等的負面代價，你也在所不惜。是這樣嗎？」

「我從來沒有那樣想過，」她仔細考慮了我說的話。「但我想你說得對，」她同意。

「所以，假如你希望今年有不同的結果，你是否應該要做出不同的改變？我在想，如果不必每道菜都親自從頭做到尾，這樣會不會比較好呢？這樣你就可以騰出一些時間來做別的事，比如堅持規律飲食，你會有剩餘的精力可以專注於健康飲食。」

「嗯，這可能會有幫助。但我真的無法想像要買熟食來過節！」

「不一定非此即彼，不是嗎？」我問。「你不需要在『全部的餐點都自製』和『全部的餐點都用外賣熟食取代』。這兩者的中間地帶應該是非常寬闊吧？」

凱絲莉點點頭。「確實如此。」

「那你覺得哪些東西可以用買的呢？」

凱絲莉想了想。「嗯，我很喜歡小農市集賣的沾醬，我可以去買。那裡的棉花糖烤地瓜也很好吃。」

接下來我又問，她能否請其他人帶一些餐點來。「我嫂嫂之前提過要帶前菜來，我女兒也說她可以帶她做的麵包。我想我可以接受她們的提議。但是，」凱絲莉嘆了口氣，「這樣食物就跟往年不同了。大家應該都希望跟以前吃到一樣的東西吧。」

「有可能，」我停頓了一下。「但或許大家也會喜歡吃不同的東

西？無論如何，對你和大家來說，這點小小的失落感，和你在節慶結束後不會因復胖而產生巨大的失望，哪一個比較值得呢？」凱絲莉同意了我的想法，並製作以下提醒小卡：

> 不用親自做每道菜不僅沒關係，而且也很必要。有些餐點可以用買的，或請客人帶點東西來，能讓我省下更多時間和精力。輕鬆一點比較好，這樣我才能更加關注自己的健康飲食。✏️

　　凱絲莉又列出了一份清單，寫著：去小農市集買沾醬、棉花糖烤地瓜、現切水果和新鮮生菜，讓嫂嫂和女兒帶前菜和麵包過來。這張清單對凱絲莉來說很有意義，不僅適用於這個感恩節，也適用於往後每一年的感恩節和其他的節慶。

逃脫此陷阱

　　對於那些喜歡熱鬧的人來說，逢年過節就像貓薄荷一樣容易上癮，而如果你正好在減重，又想要打造完美的節日，就很有可能會破功。習慣和傳統的確可能極為根深蒂固，但要記得，你永遠都可以選擇，永遠可以做出改變。

- 意識到如果自己不做任何改變，就有可能面臨和往年一樣的結局：節慶過後就對自己非常失望。
- 找出減輕完美主義的方法，就算這意味著你或者其他人可能會有點失落感。但，節慶的重點不就是和朋友、家人待在一起嗎？

- 創造新的節慶傳統，比如讓其他人跟你一起準備，這可能會幫助他們對於節慶更有參與感和成就感，就像你一樣。

#6：節慶當天

你在節慶期間吃太多了。

在凱絲莉家，感恩節大餐的前菜從中午開始上桌，而全家人會在下午一點正式圍坐下來，開始大吃大喝。過去幾年，凱絲莉當天都不吃早餐和晚餐，只在過程中這吃一點、那吃一點。今年，她準備嘗試不同的計畫。

為了杜絕這樣的進食方式，凱絲莉決定早上要吃一頓正常的早餐，不過，她不確定中午的前菜該不該吃。「我很難坐下來慢慢吃、專心吃，」她說，「因為我要不就是忙著當女主人到處張羅，要不就是和客人聊得很開心，根本沒注意到自己在吃什麼。」她決定把最喜歡的兩種前菜留一些在廚房裡，當成感恩節午餐，這樣她就可以坐下來好好享用。她還決定只吃適當的份量，把包含前菜和麵包等所有食物都放在一個盤子裡，不要堆得太高，而且絕對不能再吃第二盤。她也會吃一頓比平時稍微少一點的晚餐，並且只吃一塊她最喜歡的甜點。

凱絲莉覺得很難避免自己會去吃第二盤，所以我們想了一些辦法，而她製作了以下提醒小卡：

要記得，我常常會自欺欺人，每次我都想說再吃一兩口就好，

> 但最後總是吃得更多。今年會有所不同！這次，如果我想再吃第二盤，我會先把分配好份量，一盤留到晚餐再吃。✎

接下來我問凱絲莉清理和收拾餐桌時會不會有什麼問題。「會，很有可能，」她回答。「通常男人和孩子們會去外面玩橄欖球，而女人們則會站在廚房周圍，一邊聊天一邊吃剩菜，把食物都清空。」處理剩菜可能是個大問題。凱絲莉決定，她必須極為堅持「不站著吃東西」的原則。她又做了兩張提醒小卡：

> 整個節慶期間，我都坐下來慢慢吃，享受每一口食物，這樣節慶結束時，我會感到很滿足。✎

> 如果我想吃剩菜時，就提醒自己不需要現在就吃。我可以在晚餐或接下來的幾天裡吃，不必馬上吃到。✎

「我有另一個主意，可能有幫助」我告訴凱絲莉。「你覺得建立一項新傳統如何？你和其他女性可以盡快把剩菜收起來，然後一起去散步。這樣你就不會那麼想吃了，還能稍微運動一下。」

「我喜歡這個主意！」她大聲說道。「我決定這樣做。」

凱絲莉現在有了因應感恩節的穩健計畫，她列出以下清單。

📑 感恩節

01. 像往常一樣，早上閱讀我的減重好處清單和提醒小卡，開始感覺想吃東西時，也要閱讀。
02. 吃一頓正常的早餐。
03. 不要吃前菜，但留兩份當成我的午餐。
04. 給自己一盤食物的額度，盤子裡可以裝任何我想吃的東西，但份量要適中，而且不能再吃第二盤。
05. 吃完之後，盛裝另一盤食物，當成我的晚餐，要比平常的晚餐少一點。
06. 慢慢吃，全心品嘗每一口，這樣才能真正享受。
07. 趕快把剩菜收起來，出去散散步。
08. 可以吃一份想吃的甜點。

逃脫此陷阱

提前為節慶做好準備，先預想一遍你將如何處理一天中的每一頓飯，想想你需要做出哪些改變，讓自己晚上睡覺之前能夠覺得心安理得，而不會對飲食感到內疚或後悔，接著把計畫寫在紙上，白紙黑字地看到計畫，會幫助你走在正軌上，並未自己負責。

• 不要省略任何一餐，否則接下來容易暴飲暴食。
• 坐下來，慢慢吃、用心吃，因為人的注意力很容易被分散，所以要專心，試著從每一口食物中盡量獲得更多享受。

- 列出一個清單，幫助你克服偏離飲食計畫的誘惑。
- 如果以前處理剩菜是個問題，今年就為自己制定一個新規則。
- 想辦法做點運動，可以邀請其他人加入。
- 決定何時享用甜點，專心享受每一口。
- 當成功練習一項技能和堅守計畫時，就好好讚美自己，尤其是你耗盡力氣才終於做到的時候。
- 在你的美好回憶日誌中，空出一頁來回顧這一天，並提醒自己以後該怎麼做，才能擁有美好的節慶聚會。

#7：節慶過後

當節慶結束後，你很難回到正軌。

對許多人來說，節慶聚餐之後，大量的剩菜會製造許多誘惑。凱絲莉意識到，感恩節後的剩菜已然構成迫在眉睫的危機。她需要仔細考慮她的選擇，並確定好計畫，她把這計畫記錄在一個清單上。

📑 節慶過後

恢復正常飲食會比過去幾年要容易，因為我會：

01. 鼓勵家人和朋友把剩菜帶回家，我會幫他們準備容器和密封袋。

02. 把剩菜分成一份一份保存。

03. 扔掉太誘人的食物。把時間花在掙扎上並不值得，與其全部吃下去，不如倒進垃圾桶。

節慶過後幾天，凱絲莉回來找我，她告訴我她的經歷，說自己做得「很不錯」。事實上，她做得很好！她一直堅守計畫，只是她在在清理和收拾食物的時候，吃了一些剩菜。她也發現自己當下在找藉口，想著：「沒關係吧，只是嘗嘗味道而已。」後來她馬上提醒自己，這會有影響，因為不僅會吃進熱量，還會強化她的僥倖心態。她告訴自己，如果繼續吃，她接著可能就會直接投降，在一天剩下的時間裡大吃大喝。她從過去的經驗中知道，有時她必須花好幾天的時間才能把自己拉回正軌。

　　「後來呢？」我很想知道。

　　「我就不吃了，」凱絲莉說。

　　「太棒了！」我告訴她了。「你有沒有為自己感到驕傲？有沒有好好誇獎自己？」

　　「真的有，」她說。「隔天我就重回平時的飲食計畫，我為自己感到自豪。」

　　凱絲莉告訴我，她非常想吃剩下的櫻桃派。前一天，她已經把剩餘的三片分別包好，放在冰箱底部。但吃完午飯後，她在收拾剩菜時看到了它們，於是就替自己找了一個藉口吃掉櫻桃派，沒有像計畫那樣留到晚餐後再吃。雖然她吃了，但她發現並不怎麼開心，她吃得很快，心中還有罪惡感。而因為她一點也沒有滿足感，所以還想要吃更多。當然她最後阻止了自己，決定把剩下的兩塊扔進廚餘桶。

　　「這是我第一次扔掉食物，因為我知道把它們留在冰箱會讓我很糾結。丟掉之後，我感覺很好，」她笑著說。「我控制了自己，而不是讓食物控制我。」

　　我告訴凱絲莉，她的表現讓我印象深刻。「你可能有很多機會偏離計畫，但你只犯了兩個失誤，而且即使犯錯了，你還是能及時阻止

自己，扭轉了局面！」運用新策略，幫助凱絲莉創造了截然不同的節慶體驗，她維持了體重，並保持自制力。她告訴我，現在她有了經驗，以後解決其他節慶的問題就更有信心了。她在美好回憶日誌中寫了一頁，紀念這次的成就和驕傲。

逃脫此陷阱

　　許多飲食控制者都知道，他們需要為節慶當天制定一份明確的計畫，卻沒有意識到，自己可能也需要為節慶過後的日子制定有力的計畫，因為那段期間，親朋好友可能還會持續來訪，或者剩餘的食物正在呼喚著他們。

- 制定一個好的計畫，不僅能應用在這次的節慶過後，也適用於未來的所有節慶。
- 如果剩餘的食物對你來說是個問題，可以請客人把它們帶回家。在他們回家之前，分送塑膠容器和密封袋。
- 如果你手邊還有食物會讓你有不按計畫飲食的風險，就把它們丟掉。避免去思考「我該不該吃」這個問題，否則你可能會破功。
- 如果你很糾結於如何處理剩菜，可以分別列出將其丟掉和留下來的優缺點。

為節慶陷阱制定逃脫計畫

　　逃脫節慶陷阱需要全力以赴，因為你可能會有很多、很多的誘惑要對抗。先預好可能出現哪些困難的情況，確保自己提前制定計畫。萬一還是受到美食誘惑，就提醒自己，節慶結束後你希望自己有什麼

樣的感覺？

❶ 找出未來可能出現的節慶陷阱。

❷ 記錄自己的有害思維。

❸ 為每一項有害思維寫下具有說服力的回應。

❹ 制定一系列策略。

❺ 經常回顧與修改逃脫計畫。

　　在你腦力激盪構思逃脫計畫的時候，也可以參考右頁的例子。

反思初衷，重新投入

　　你還想要繼續把每個節慶都當成特例，導致你增加體重嗎？你還想讓節慶繼續成為事後沮喪的來源，還是希望將它們轉變成快樂的時光？你可以用全新的方法來開創新的先例，讓你感覺更好，能處於自我控制之中，並覺得自己擁有力量。

　　現在就開始全心解決節慶陷阱，讓自己能夠事先有所準備。花一些時間寫一張總結提醒小卡，激勵自己做出改變，並且持續下去。

逃脫計畫：節慶陷阱

情況 1：萬聖節到跨年的這整段期間，我真的不認為自己能夠堅持飲食計畫。

有害思維	自我提醒	應對策略
太多聚會、太多美食、太多誘惑，真的好難保持飲食控制。 如果我現在暫停飲食計畫，明年一月重新開始，事情會比較容易。 如果不能按照自己想的方式吃東西，我的心情會很不好。	這或許很難，但絕非無法辦到。今年與往年不同，以前我不知道如何激勵自己、如何控制吃東西的渴望、如何回應自己的有害思維。今年一定更容易保持在正軌上。 先不要考慮整段期間，專心處理一天和一場聚會，提醒自己可以按照當天的飲食計畫來進行。 我不想重蹈過去幾年的覆轍，一月的時候衣服都變得不合身了，我會很不開心，還要花了很幾個星期才真正重回正軌，再多花一個月減掉增加的體重。而且變胖心裡也會很不好受，感覺真的很差。 節慶飲食不一定要非此即彼，我可以事先規畫好每次聚會都能吃一份點心和喝一杯酒。 我可能會增加一兩磅，但那沒關係！食物並不是快樂時光的唯一決定因素，和人們聊天其實更好玩，可能還會有豔遇！	一次只專注於掌控一天。 列出特殊節慶的減重好處清單，每天至少閱讀兩次。 每天讀兩遍相關的提醒小卡和這份逃脫計畫。 想像自己一月二日早上醒來，對自己的感覺很好，因為我控制了節慶飲食。把這個想像寫在筆記本。 預先規劃，讓自己在每個派對上都能享受一份點心和一杯飲料。 在每個派對上專注於與人交流，並從中獲得樂趣。

PART

5

普遍陷阱：
我們都是如何
落入陷阱的？

CHAPTER 09

心理陷阱

幾乎所有掙扎於飲食計畫的人，都曾出現過情緒困擾。多數心理陷阱包含剝奪感、氣餒、失去動力，或對堅持健康飲食感到疲乏。這些感覺都是正常的，如果你有所準備，它們會消失得很快。防範潛在障礙並做好計畫，能讓你就算想要放棄，也依然能繼續保持下去。

#1：氣餒

飲食計畫越來越困難，你很想放棄。

幾個月來，在保險業工作的克里斯持續來找我諮詢。他的體重問題幾年前就出現了，當時他開始做久坐不動的辦公室工作，背部又受傷，再也不能打籃球。他無法像過去那樣燃燒熱量，但也沒有改變他的飲食，所以體重慢慢開始增加。他曾經有幾次試圖減重，但似乎都無法堅持下去。

克里斯先掌握了我教他的基礎策略，開始改變飲食，並重新開始運動，很快就減掉了二十磅（約九公斤）。他很興奮，認為減重會越來越容易。但這是不切實際的期望。他並不知道，幾乎每個人都會認

為減重變得越來越困難，畢竟環境、動機和能量都會不斷改變，這些東西怎麼可能不變呢？

克里斯隨後度過艱難的一週，他開始相當沮喪。他發現自己努力保持在正軌上，卻出現了一些有害思維，像是「我不知道自己能否能堅持下去。」當他來找我時，他說整週都很難熬。

我讓他拿出他的減重好處清單，大聲讀出來，並為清單中的每個項目評分，評為非常重要、重要或不重要。結果是，每一項對他來說幾乎都是「很重要」或「非常重要」。我問他，就算現在很氣餒，但如果堅持下去，就能獲得這些好處，是否值得呢？克里斯回答值得，於是我請他做一張可以經常閱讀的提醒小卡，幫助他把目標放在腦海的最前面。

> 雖然減重有時感覺很難，但結果是值得的。無論我當下的想法或感受如何，我列出的減重好處都很重要，不容放棄。🖊

許多飲食控制者描述自己如何度過艱難的一週時，通常會有個有趣的現象，那就是幾小時的艱難時光，會影響他們對一整週的看法。我想知道克里斯是否也如此。

我問克里斯，過去一週的一百六十八個小時，是不是全都很艱難。「嗯，我晚上睡覺的時候當然並不艱難，」他笑著說。

我請他舉一個特別艱難的例子，而他描述了自己星期日早餐的經歷。當時他和朋友去了一家以大份量著稱的餐廳，他很想吃掉盤子裡所有的馬鈴薯煎餅和烤麵包。

「你在餐廳的時候一直都感到內心掙扎嗎？」

克里斯想了想。「沒有，只有當我吃完了計畫中的食物，還想再吃更多的時候。所以大概持續了十到十五分鐘，直到服務生把桌子上的盤子收拾乾淨為止。盤子不在眼前之後，我就沒有再想了。」

我繼續和克里斯一起詳細回顧了他的一週：

「其他日子吃早餐時，你也這麼糾結嗎？」

「不，其他時間沒有問題。」

「那每天的早餐和午餐之間，你有很糾結嗎？」

「沒有。」

「午餐呢？」

「沒有。」

「在午餐和晚餐之間？晚餐？晚餐後？」

當克里斯仔細思考這些問題時終於發現，特別困難的時間除了那天早餐的十幾分鐘，還有一次是星期六下午的一個小時左右，以及三次與客戶的晚餐，而且只有吃甜點的時候。最後則是有幾個晚上他已經吃了計畫中的點心，但還想要再多吃一些。

總之，他計算出，最多只有六、七個小時他感到很掙扎。

克里斯意識到，多數時間並不艱難，反而是很稀鬆平常，甚至稱得上輕鬆，他突然感覺好多了。他製作了以下的提醒小卡：

灰心喪氣的時候，仔細想想艱難的時刻到底有哪些。提醒自己，並不是每一天的每一個小時都那麼困難。事實上，輕鬆或稀鬆平常的時刻，比困難的時刻要多很多。

然後克里斯分享了另一個有害思維：「我不知道自己是否能長期堅持下去。雖然我現在明白上週大部分的時間都不難，但那些艱難的時間感覺真的很痛苦。我擔心自己最終會厭倦飲食計畫並選擇放棄。這在以前就常常發生。」

但這次跟以前不同。這次，他在飲食計畫方面跟以往有哪些不同呢？我們列出了一個重要的清單：

- 他只在飲食上做出少數調整，很容易終生堅持，沒有速成減重或其他不合理的限制。
- 他仍然能吃喜歡的食物，不用像過去那樣禁止吃麵包、啤酒或甜點。
- 他已經學會適量地吃自己喜歡的食物，並享受每一口。
- 他已經學會如何用自己的減重好處清單自我激勵。
- 他已經學會如何在成功時自我鼓勵，並有效地從挑戰中學習。
- 他已經學會如何規劃飲食，堅守時間表，並杜絕隨心所欲地進食。
- 因為反覆閱讀提醒小卡，他已經開始改變想法。

看著清單，毫無疑問：這次真的與以往不同。他以前的減重嘗試比這次困難許多，他常會堅持一陣子，之後徹底鬆懈，最後完全放棄。當時他真的很掙扎，但經過回想，他發現目前的心態和行為與以往很不一樣。仔細想想，雖然過去的一週比較艱難，但之前的六週還是很不錯。克里斯認為他需要另一張提醒小卡，以備下次灰心喪氣時使用：

> 如果我開始擔心自己無法繼續下去，提醒自己這次不一樣。

> 我已經學會用可以長期堅持下去的方法來規劃飲食，也學會如何讓自己保持在正軌上。我還學會如何應對飢餓和想吃東西的渴望，以及如何抵消我的有害思維。另外，我的僥倖心態減弱，而我的意志力更強了。✏

經過一些其他討論，克里斯又決定要再寫另一張提醒小卡，讓他專注於當下。

> 當我面臨困難並開始思考未來時，就先轉移注意力。想想現在，此時此刻我是否還有自制力？就算以後遇到問題，我也能夠好好解決。✏

克里斯還決定要提醒自己，接下來的一年裡，他一共有十二次練習機會。

> 我不必擔心未來要如何保持控制，因為以後，我已經變得更熟練，也更能夠好好保持在正軌上。以後遇到困難時，我會更容易想著：「這週有一些時間確實很困難，但沒關係，我已經經歷過很多次這種情況了，這次一定也能度過這個難關的。」✏

逃脫此陷阱

當人們以前嘗試過減重卻失敗了，有時會自動把那些負面記憶套用在未來上。像克里斯一樣，你也可能會大幅高估一週中的掙扎時光，你可能認為自己不該經歷這些掙扎的時刻，卻不知道飲食控制者經常內心糾結是很正常的事。你甚至可能會停止練習基礎策略，這些念頭都是無益的，會讓你無法堅持下去。所以當你感到氣餒時，考慮嘗試以下方法：

- 拿出你的減重好處清單。看看每一項對你來說有多重要？在每個項目旁邊寫下「非常重要」、「重要」或「不重要」。
- 如果你當下覺得某個好處不重要，可以考慮從清單上去掉，這樣就能專注於對你最有意義的部分。一天之中，當你感到需要被激勵，就拿出清單來閱讀。
- 細數難熬的分分秒秒，你總共掙扎了幾個小時？不掙扎的時間又有多久？
- 想想之前的減重嘗試。從那以後你學到了什麼？記得，如果你繼續練習基礎策略，兩個月後你會比現在更好。
- 如果你感到不知所措，你可能想得太遙遠了。可以問問你自己：「我現在能保持這種狀態嗎？」慢慢來。

#2：剝奪感

你對自己必須限制飲食的事實感到很不滿。

凱薩琳在她最近一次演出的空檔來到我的辦公室。凱薩琳是一名

活潑的演員和舞蹈家,很有戲劇天賦,她與一間表演公司一起巡迴,每週在不同的場地演出。這種生活方式助長了她無節制的飲食習慣,就算她在排練和演出期間大量運動,還是增加了近十五磅(約七公斤)。她的經理警告她說,如果還想續簽合約,她需要減重。這下,她終於正視自己體重增加的問題。雖然在來找我之前,她確實已經瘦了幾磅,但她的動力慢慢減弱,尤其是在晚餐和宵夜時段。

「我聞到了披薩的香味,或有人點了薯條,我自己也忍不住點了,」她向我坦白。「我還會夢見吃蛋糕和霜淇淋。我滿腦子都是食物!我知道現在的飲食方式比巡演剛開始時更健康,但我已經厭倦了。我不能吃任何想吃的東西,我討厭這種剝奪感!」

這種剝奪感覺阻礙了凱薩琳堅守計畫,也開始威脅到她的職涯。

「我知道我需要減掉更多體重,經理已經警告我很多次了,」她嘆氣道。「但是我也真的希望可以重新開始吃喜歡的食物!」

「凱薩琳,」我問。「你是不是認為,如果遵循健康飲食計畫,就不能吃任何你喜歡的食物?」

「嗯,我知道可以偶爾吃,但整體來說是不能吃的,」她說。「其他人都在吃漢堡和洋蔥圈的時候,我就只能吃沙拉。」

凱薩琳的兩個想法讓我停頓了一下:

- 控制飲食時,她不能吃喜歡的食物。
- 她只能吃沙拉,其他人可以吃自己想吃的東西。

在我聽來,凱薩琳最近之所以感到如此匱乏,部分是因為她實際上一直在剝奪她自己的權益。她表現出典型的非此即彼思維。她沒有意識到,「隨心所欲地大吃」與「什麼都不能吃」之間,其實有個很

寬廣的中間地帶。我問她，如果她繼續感到被剝奪，她認為會發生什麼事。「我最終會走向另一個方向，就是暴飲暴食，」她說。「但是如果我可以吃最喜歡的食物，不就表示會變胖、增加體重嗎？」

「完全不是這樣，」我解釋。「如果你有一個合理的計畫，就可以相應地加入你最喜歡的食物，雖然這可能會減緩減重的速度，但也表示你最後依然能成功減重，並且長期保持下去，這難道不值得嗎？」

根據我們的討論，凱薩琳製作了以下提醒小卡：

> 如果我開始出現被剝奪感，問問自己，我是否為自己設下太多的限制？就算減重的速度會變慢，還是要把喜歡的食物納入計畫中，這很重要，否則我可能會有反抗心態，接著會放棄，然後體重又會上升。✏️

凱薩琳接著表達她的擔心，她覺得雖然可以吃喜歡的食物，但也不能像希望中那樣吃那麼多。

「坐下來吃一大盤義大利麵，或一大碗辣起司醬配一大塊玉米麵包，那種感覺真好，但我知道我不能那樣吃。」

「嗯，你說得對，」我說。「如果你要吃一大份喜歡的食物，就不太可能同時達成減重的目標。但是，讓我問你一個問題：如果你不減重，會發生什麼事呢？」

「我就會無法續約。」

「你會因此不高興嗎？」

「當然，我熱愛我的工作！不能續約就太可怕了，那根本就是最

壞的情況。」

「對，記住這一點可能會有幫助。無論如何，你都會有一些損失。要不就在某段時間不能吃特定份量的食物，但不必徹底禁食；要不就是失去減重好處清單上的一切，包含你的工作。對你來說，哪一個是更大的損失？」

凱薩琳睜大了眼睛。「哇，我沒這麼想過。失去工作，比不能吃一大盤義大利麵嚴重多了。」她製作了以下提醒小卡：

無論如何，我都會被剝奪一些東西，要不就是無法吃某些食物，但並不會永遠都不能吃那些東西；要不就是失去所有的減重好處，甚至包含我的工作。哪一種剝奪比較嚴重？✏

我還想解決凱薩琳的另一個認知，那就是「別人都可以吃漢堡」。只要她不斷告訴自己「別人」可以這樣吃，她就會繼續有被剝奪感。但這種感覺真的準確嗎？

我請她多想想這個問題，她發覺，原來自己一直在想她和劇團裡的年輕人一起吃飯的那些時候。她笑了，因為她意識到，她不斷拿自己和二十出頭的年輕男性比較，他們的新陳代謝顯然比她快多了。說「每個人」想吃什麼就能吃什麼，這顯然是不準確的。

我請她描述一下同齡和年長的女性都吃些什麼。「蛋白歐姆蛋、雞肉、蔬菜卷、沙拉，諸如此類的東西，」她說。「是啊，我猜他們確實比男生吃得少！」

「那這告訴了你什麼？」我問她。

「我不是唯一控制飲食的人，」她承認。「我猜其他女性也是，我想我需要一張提醒小卡。」

> 拿我的飲食狀況跟那些不必減重的年輕人相比，一點必要也沒有，因為我不是年輕人。可以提醒自己，如果有跟我同樣年齡、同樣性別而且也同樣在減重的人，那他們吃的東西跟我一定是大同小異。✎

逃脫此陷阱

你是否一直認為控制飲食意味著要放棄喜歡的食物？這可能是你復胖的部分原因。這一次，把注意力放在對你來說長期合理的事情上。

- 如果你有被剝奪感，確認一下你是否過度限制自己。你感到被剝奪的原因，或至少部分原因，可能是因為你其實在不必要的層面上剝奪了自己的權益。如果是這樣的話，這種程度的限制可能會讓你最後破功。

- 如果你對自己限制太多，可以開始採取措施將一些喜歡的食物納入日常飲食。雖然減重速度可能會變慢，但你會更享受用餐時間，避免感到過度匱乏。你會以一種可以長期維持的方式控制飲食。

- 記得，大吃特吃和什麼都不想吃有天壤之別。對，你確實需要限制某些食物的數量或頻率。但你要不是在某段時間少吃一些食物，但並不是所有的食物都不能吃，要不就是失去減重好處清單上的一切和終生的好處。哪一個是更大的損失？

- 記得，沒有所謂的好食物和壞食物，但確實有你應該多吃和應該少吃的食物。
- 重新定義你對「正常」飲食的概念。不要拿自己與新陳代謝速度更快的人或不用減重的人相比。

#3：缺乏意志力

你相信自己無法拒絕大吃特吃。

　　幾個月來，凱薩琳一直表現良好，但有一天，在我們的電話會談一開始，她就聽起來相當沮喪。她告訴我，幾天前她在兩位演員婚禮上的狀況，事情並不順利。

　　雖然她事先決定只吃一塊婚禮蛋糕，但當她看到甜點桌上堆滿了好吃的點心時，她就脫離計畫了。她最後吃完好幾種甜點，而且還嘗了更多其他的美食。

　　「太困難了，」她說。「有那麼多看起來很好吃的甜點，我就是沒有意志力，根本無法抗拒。這不可能做到。」凱薩琳並不是被外力影響，而是被有害思維征服。她告訴自己，她沒有意志力，而這給了她一個放棄控制飲食的藉口。

　　於是我們開始討論「困難」和「做不到」之間的差異。「這時候要對抗渴望或許真的很難，」我解釋道，「但並不是做不到。如果要你在天花板上行走，對抗地心引力，這才是做不到。對抗渴望完全是不同的範疇，對嗎？」

　　「我懂你的意思，」她說。「但在那一刻，我真的覺得很難。」她說得對，真的很難，所以她下次需要做更好的準備。

為了幫助她建立克服困難的信心，我請凱薩琳告訴我她以往完成過哪些很困難的事情。她說，她做過最困難的事就是在目前巡演的舞台劇中拿到角色，這也是她最大的成就。過程中，她必須參加一場又一場的試演，度過長時間的舞蹈指導和排練。

　　這是一個很好的例子。那麼，在飲食計畫上，她又完成過哪些很困難的事呢？她回憶說，在巡迴過程中，她成功控制了自己的飲食，而且在過去一週的休息日裡，每次經過路邊的小吃攤位，她都沒有破功去買來吃。她又想起，她拒絕了其他演員帶到排練和演出後台的垃圾食物，像是蝴蝶餅、太妃糖、焦糖巧克力等等。

　　我請她想想這些經歷。「在那些情況下，你覺得自己是否輕鬆發揮意志力呢？還是有時候很難？」

　　「都很難，」她承認。

　　「那這些經驗，是否讓你對於完成困難的任務有了新的理解？」

　　「讓我明白自己能做得到。」

　　「你真的這樣覺得嗎？」

　　我可以從她的聲音中聽出她在微笑。「我真的能做到。」

　　我建議凱薩琳在她的美好回憶日誌中，記錄一些這樣的勝利時課。「當你毫不妥協地度過那些難關時，之後你有什麼感覺？」我問凱薩琳。「你會後悔堅守飲食計畫嗎？」

　　「不，一點也不會，完全不會。我總是感覺很好，也為自己感到驕傲。」凱薩琳為這些重要的想法做了以下的提醒小卡：

困難和無法達成，兩者有程度上的差異。很難抗拒吃東西，

> 不代表我無法抗拒。我這輩子還完成過許多困難的事，也成
> 功對抗過許多渴望。事情當然不會一直那麼容易，但達到目
> 標之後，感覺總是很棒，也很值得。✎

逃脫此陷阱

在任何情況下，你都能發揮你的意志力，因為吃東西從來就不是一件自然而然、不假思索的事。你的破功，就只是你被有害思維壓垮而產生的後果，而不是因為這個狀況你全然無法處理。事先做好計畫和準備，當你面對困難的情境時，就更有可能發揮意志力。

- 確認你對自己說了什麼。如果你告訴自己有些食物是「無法抗拒」的，或者你「沒有意志力」，提醒自己，這些話只是給了你放縱的藉口。記得，「困難」或「真的很難」和「做不到」之間是有差異的。
- 列出你以往做過各種困難的事，比如養育小孩、取得學位、爭取升遷、練習某種運動，這些都需要堅持不懈的努力和決心。很困難，但你做到了。接下來，再列出你成功達到的飲食計畫目標。請記得，即使很難，你也能發揮意志力來對抗美食誘惑，當你做到之後，成功度過了渴望吃東西的情境，你一定不會感到後悔。

#4：壓力太大

你已厭倦了對減重的關注和努力。

琳達一直以來都體重過重。她第一次來找我諮詢時，幾乎達到三百磅（約一百三十六公斤），體重大幅影響了她的生活和健康。她患有初期糖尿病、高血壓，並正在服用大量藥物來解決健康問題。正如她的醫生不斷告誡她的那樣，超重會大大加劇問題。琳達還得照顧年邁的母親，母親行動不便，母女兩人都不太靈活。

當琳達完成了前面幾項技巧時，她感到非常投入，也覺得自己做得很好。她每天都盡全力練習基礎策略。

剛開始的幾個月，琳達對自己體重的穩穩下降感到興奮不已。雖然還有很長的路要走，但她第一次感覺到自己能控制飲食了。然而幾個月後，她的母親手臂受傷，她發現自己必須花比以前更多的時間來照顧母親的起居。

「我現在有太多事情要想，」她告訴我。「我媽媽的事真的讓我的處境變得很困難，我不得不說，我真的厭倦整天必須顧慮自己的飲食，整天都要小心翼翼地做出健康的選擇，要把心思花在減重上，這一切讓我好累。」

許多試圖減重的人，最終都會來到這一步：對於健康飲食感到沉重又充滿負擔。他們通常會有一些有害思維，比如「我已經厭倦了做這件事」或者「我現在真的沒辦法想這個」。

我告訴琳達，我很遺憾事情對她來說如此艱難，減重的過程對她而言可能像是一個讓她無法思考的巨大負擔，我當然理解。但事實是，無論如何，她都會有負擔。我請她思考一下目前承受的其他負擔，這些負擔是否會因為她目前的體重而變得更加吃力？

- 幫媽媽做家務時很吃力
- 上下樓梯

- 花時間擔心和顧慮自己的體重
- 經常看醫生
- 龐大的醫藥費和藥物副作用——這一切是否都是因為她體重過重呢？

控制飲食固然是種負擔。它當然是，畢竟這需要很多時間、精力和顧忌。但至少，你能獲得豐厚的回報。琳達製作了以下提醒小卡：

> 無論如何我都會有負擔。要不就是努力維持健康飲食的負擔，要不就是因為超重，而導致身體、精神、情緒和經濟上的負擔。至少當我努力保持健康的飲食時，我獲得了許多正面的好處。✎

牢記這些想法，琳達就能堅持下去。「我很感激自己沒有放棄，」她在接下來的一週告訴我。「雖然有時很難，但減重絕對是值得的。」

逃脫此陷阱

不可否認，減重需要投入大量的時間和精力，有時候會讓人感到不知所措。但你可以把重點放在減重後獲得的好處，而不是減重的困難程度，這將幫助你度過艱難的時期。

- 寫下額外的體重會帶給你的所有負擔，想想體重如何影響你的健康、活動能力、思維、情緒、你對自己的感覺，以及你的自信。
- 提醒自己，無論是什麼情況，你都會有負擔。但你要不就是必須承

受所以過重會導致的問題，要不就是接受飲食計畫的困難。

• 要明白，體重過重會帶來真正負面的後果，更是你終其一生的負擔，但專注減重能帶來值得慶祝的成果，即使你必須接受暫時的困難。

#5：不想管了

一時的不在乎，會削弱你的動力。

凱拉來找我諮詢好幾個月了，她是當地一所大學的研究助理，她告訴我有一陣子她覺得練習基礎策略很難，她似乎就是無法打起精神來。「我不知道，」她說。「前幾天我還很有動力，我不知道自己怎麼了。」

凱拉幾天前破功了，她睡過頭，早上沒有閱讀減重好處清單或提醒小卡，也沒有吃早餐。中午時她很餓，於是吃了一整塊玉米煎餅和洋芋片，還狼吞虎嚥。午餐後幾個小時，她從走廊尾端的自動販賣機買了更多洋芋片，雖然她的桌上還有一個本來要吃的蘋果。「我覺得我就是不想管了，」她聳聳肩。「那天剩下的時間裡，我吃得很多，隔天也是。」

「好吧，」我說。「你睡過頭了，但只是因為忘記閱讀小卡，還是出現了某種有害思維妨礙了你？」

「我真的只是忘記讀了，」她說。「我還忘記把它們放在皮夾裡，所以上班時也無法閱讀。」

若是這種情況，凱拉和我一致認為，忘記了帶小卡只是個簡單的問題，她可以額外影印一份減重好處清單和提醒小卡放進皮夾。但是午餐暴飲暴食，才是讓事情變得困難的時候。

「你是不是忘了要慢慢吃、用心吃呢？還是出現了有害思維？」我問。

「我沒有真的忘記，」她承認。「我只是心想『我好餓』，我知道應該慢慢吃，但我不想管。」

沒錯！她剛剛說出了一個關鍵的有害思維。當她吃洋芋片的時候，她繼續想著「我不想管了」，而接下來的幾天裡，她也是這樣想的。

「當時的情境已經過去，你也吃了很多，那麼你還是覺得不想管嗎？」我問。

「當然不是！我很在意，」她懊惱地回答。

「怎麼說呢？」

「因為我真的很想減重！」她強調。「我知道暴飲暴食會讓我陷入困境，不但會攝入過多熱量，還一直在增強我的僥倖心態。」

凱拉顯然是在事後感到非常介意，而這能幫助她往後謹記：她的不在乎只是一時的，接下來就會很在意，畢竟減重對她來說真的很重要。凱拉製作了以下的提醒小卡：

> 下次當我想著「我不想管了，我就是要吃」，就提醒自己，雖然我當下不想管，但以後我一定會很介意，所以我不能讓此刻的不在乎決定我的行為。✎

飲食控制者想著「我不想管了」的當下，是真的不想管了。但我們也可以停下來思考，真的是這樣嗎？我鼓勵凱拉回憶她站在自動販賣機前真正的想法。

「你說你沒有吃蘋果，而是跑去買洋芋片，因為你想著『我知道不該吃洋芋片，但我不想管了』。」

「對，」她確認道。

「回想一下那一刻，在那一瞬間，你覺得你更想要什麼？減重還是吃洋芋片？」

「那一刻，我真的覺得我想要吃洋芋片。當下我就是不想管，我很想要打開包裝，吃掉洋芋片。」

「好吧，那我們來玩個小遊戲，」我說。「假設當你站在自動販賣機前，一隻會讓願望實現的小精靈出現在你面前，說你可以選擇馬上變瘦，或者吃到洋芋片。你會選哪個？」凱拉當然選擇了變瘦。「那麼，這告訴你什麼？當下的你真的不在乎減重嗎？」我問。

「我想我還是在乎的。因為如果我真的不顧身材了，我不管怎樣都會選擇吃洋芋片的。」

凱拉製作了以下的提醒小卡：

> 就算我告訴自己我不在乎減重，但事實上我非常在乎。到頭來，我一定會選擇減重，而不是眼前的食物。✎

逃脫此陷阱

食物的誘惑的確可能非常強大。有時候會我們只不想用盡全力來保持在正軌上。這時候，我們總誤以為自己根本不在乎偏離計畫的後果。然而事實上，我們還是非常在乎的。

- 想想自己過去所有「我不想管了」的時刻，當你屈服於這樣的念頭之後，事後你會有什麼感覺？你現在感覺又是如何呢？

- 記得，「不想管了」的感受一定會過去，但最初讓你想要減重的原因，卻一直都很重要。
- 了解到即使你當下的確是真的不想管，但事後卻並非如此。可以去思考看看自己是否真的任何時候都不在乎，如果會讓願望實現的小精靈出現在你面前，你會選擇變瘦還是吃美食呢？

為心理陷阱制定逃脫計畫

　　本章節中的心理陷阱，困擾著每一位飲食控制者，讓我們時常感到氣餒、壓力大、有剝奪感、失去動力或不在乎，這些都是正常的。但若想要避免被這些暫時的消極心態打亂腳步，就要做好準備，制定出自己的逃脫計畫。

❶ 找出未來可能出現的心理陷阱。
❷ 記錄自己的有害思維。
❸ 為每一項有害思維寫下具有說服力的回應。
❹ 制定一系列策略。
❺ 經常回顧與修改逃脫計畫。

　　在你腦力激盪構思逃脫計畫的時候，也可以參考右頁的例子。

逃脫計畫：心理陷阱

情況 1：我很氣餒，這週實在是太難熬了。

有害思維	自我提醒	應對策略
整整一週都很難熬。 怎麼會這麼困難？我堅持不下去了。 畢竟我以前也都失敗。 繼續這樣下去根本不值得。 就算現在堅持下去，以後還是會破功。	事實上，並非整個星期都很艱難，難熬的時刻大約是七個小時。 控制飲食有時的確很難，每個人都是這樣。還記得以前有多困難嗎？今天已經比去年輕鬆多了，只要持續練習技巧，不要放棄，一年之後就會又變得更加輕鬆。 我只是在找藉口，因為我現在不想努力，但其實我明明可以堅持下去的。 現在我知道如何減重，以前不知道方法。 這很值得，之後我就能獲得清單上的所有好處。 雖然未來的確還會有其他艱難的時刻，但只要努力練習技巧，飲食計畫就會越來越輕鬆，幾個月之後，我的技巧和意志力都會比現在更堅強。	寫下減重好處清單上的每項好處，對我來說有多麼重要。 一天要閱讀三次減重好處清單。 這一整週都很難熬嗎？計算一下艱難的時刻總共有多久。 列出我已經學過的各項基礎策略。 給自己雙倍的信任，相信自己即便面對艱難的時刻，也能完成任務。 閱讀我的「美好回憶」日誌，幫助自己想起堅持計畫的感覺有多好。 將注意力聚焦在當下，今天我一定能保持下去。

反思初衷，重新投入

此刻你只有兩種選擇。你可以繼續讓這些心理陷阱阻礙你減重，

或者運用本章的策略來解決有害思維。

- 如果你感到氣餒，想想一週裡比較輕鬆的時間，並集中精力做你今天需要做的事情。
- 如果你有被剝奪感，想想你更願意忍受哪一種剝奪：是少吃某些食物，還是失去所有減重成功後應得的好處？
- 如果你感覺壓力很大，問問自己哪種壓力更能接受：控制飲食的壓力，還是體重過重所帶來的諸多負擔？更何況，控制飲食的壓力是有回報的！
- 如果你覺得缺乏意志力，回想一下過去當你有一項重要目標時，你是如何堅持下去的。
- 如果你感到不在乎了，提醒自己，你很快就會非常介意自己破功和暴飲暴食的後果。

　　消除心理陷阱能幫助你度過困難時刻，並讓你的動力保持穩定。花一些時間寫一張總結提醒小卡，激勵自己做出改變，並且持續下去。

CHAPTER 10

脫離正軌陷阱

幾乎每一位難以減重或保持體重的飲食控制者，在破功之後都會出現一種特定的有害思維，他們會覺得：「反正我搞砸了，不如今天就先放棄吧，接下來想吃什麼就吃什麼，明天再開始減重。」

但請停下來想一想：假如過去每次飲食失誤時，你都立刻察覺並改正，現在的你會是怎麼樣的呢？如果每次你都告訴自己，「噢，沒關係的」，然後繼續像平常一樣控制飲食，現在的你會如何？你是否會過得更好？

一次失誤可能會讓你偏離正軌一天、一週，甚至是一年，但不一定要如此。只要你學會把飲食中的失誤看作是一個單純的犯錯，不要把它當成接下來暴飲暴食的藉口，重回正軌就會變得容易許多。

在其他領域犯錯時，你可能會有不同的看法。想想你從事的任何新事物，也許是運動、嗜好，或工作中的新挑戰，你會希望自己立刻變得完美嗎？當你犯了一個失誤時，你會立刻意志消沉、馬上放棄嗎？犯錯本就是學習的一段過程，因此要對自己說：「噢，好吧，我的確犯了一個錯，但這是合情合理的，我接下來只要找到正確的方法就好。」然後你就能繼續前進。

但你在飲食計畫上出現了一個失誤時，你又是怎麼做的呢？如果

你像大多數的長期飲食控制者一樣，那你可能會對自己非常苛刻。你會懲罰自己，為自己貼上懶惰或軟弱的標籤，甚至在吃了一塊計畫外的餅乾後，你就可能告訴自己：「好吧，我搞砸了，那今天就先放棄吧。」這種有害思維會讓你犯下一個又一個飲食錯誤。因此，你需要學會如何立即重整自己，仔細評估錯誤發生的原因，並決定下次再犯錯時，你可以怎麼做、怎麼思考。

飲食失誤本身並不是真正的陷阱，陷阱是失誤發生之後的事。

#1：我搞砸了

你告訴自己明天就會重回正軌。

傑佛瑞從未擔心過自己的體重，直到他三十五歲左右結婚，並開始過著久坐不動的生活。雖然他多次嘗試減重，但現在還是比十年前重許多。每次減重時，他總在剛開始幾週甚至幾個月內表現得很好，但後來也總因為「出了某些事情」，導致他偏離正軌，感到意志消沉，完全放棄了減重。

傑佛瑞描述的是一個典型的問題。幾個月前，他再次嘗試控制飲食期間，有一天到朋友家看球賽。朋友準備了各式各樣的點心，而他被披薩和雞翅誘惑了，開始狼吞虎嚥。而只要他「打破」了飲食限制，他接下來就開始不停地暴飲暴食，還對自己說：「反正我今天搞砸了，還不如繼續吃，明天再重新開始。」

那麼，他隔天有重新開始控制飲食嗎？他苦笑著說：「不，沒有。我反反覆覆了一段時間。我每天都向自己保證，我會『好好表現』，但真的需要很長的時間，才能重新控制住自己。」傑佛瑞告訴我，他

對自己日復一日的失敗感到極為沮喪和失望。

這種「搞砸了」的想法有趣之處在於，在生活中的其他領域，我們幾乎都不會因為犯下一個錯誤，就允許自己繼續犯下另一個錯誤，因為讓自己連環失誤一點也不合理。假設你走樓梯時突然被絆倒了，你是否會想說「我搞砸了」，接著讓自己滾下樓梯？或假如你開車在高速公路上，錯過了出口，你是否會想說「好吧，我搞砸了」，接著在錯誤的方向上連續多開五個小時的路程？當然不會！你會立即改變你正在做的錯事，避免造成更糟糕的後果。傑佛瑞這樣思考自己的失誤後，馬上明白，原來在飲食計畫中不斷犯錯是多麼不合邏輯。他做了一張提醒小卡：

> 如果我犯了一個飲食失誤，就要提醒自己不該再繼續犯更多錯誤。就好像假如我下樓梯時跌倒，我不可能會認為自己應該要直接滾下樓梯。所以當我破功時，我也不應該想著乾脆大吃特吃下去。✏️

犯了一次失誤就及時改正，一定比犯了兩次錯誤才改正更好，而犯了兩次錯誤之後改正，當然也遠遠好過於犯了三個錯誤才止損，因為如果你任憑自己一步錯、步步錯下去，就是在讓自己不斷屈服於僥倖心態，而且你累積的熱量不斷增加，每一次犯錯都會讓你越來越重。

這個概念對傑佛瑞來說很有意義。「我之前的想法是，既然已經破功了，不如就繼續吃吧，」他說。「像我那天看球賽的時候，如果我多吃了一塊披薩之後，就即時阻止自己繼續犯錯下去，情況會好很多。」

「沒錯！或是你可以用更積極的方式來思考：雖然你犯了一個失誤，但你及時阻止自己，沒有繼續犯錯，讓自己避免攝取更多熱量，也因此增強了自己的意志力。」

傑佛瑞製作了以下提醒小卡：

千萬不可以想說「乾脆就繼續吃吧」，因為我吃的每一口食物，都會是額外的熱量，而我吃的熱量越多，體重就會越重。即時阻止自己，絕對遠遠好過於多吃好幾口。✏

你可以努力防止自己犯錯，但也有抱持正確的心態，知道自己不可能永遠都不會失誤。錯誤有時候還是會出現，它們是生活的一部分，當然也是飲食計畫的一部分。犯下一個失誤之後，你當然可以不斷自我責怪，放任自己的意志越來越消沉，但你也能從錯誤中汲取教訓，避免未來再犯類似的錯。

以下「三問法」可以幫助你。當你犯了一個失誤，花一些時間問問自己以下三個問題：

❶ 情況如何？發生了什麼事？
❷ 我是否出現了有害思維？
❸ 下一次我要對自己說些什麼或做些什麼呢？

接著，根據你對這三個問題的回答製作一張提醒小卡。
以下是傑佛瑞第二次在鄰居聚會中破功後，對這三個問題的回答。

❶ 情況如何？發生了什麼事？

我玩得很開心，聚會上有很多好吃的食物，我完全投降了。而且事前我沒有規劃好應該要吃多少，所以最後吃了很多起司餅、薯條、醬汁和餅乾。

❷ 我是否出現了有害思維？

這食物看起來真的很好吃，反正別人都在吃，我也可以吃，沒關係。

❸ 下一次我要對自己說些什麼或做些什麼呢？

• 出發之前，我需要一份計畫。沒有計畫是行不通的。

• 周圍的人在吃什麼，對我的身體來說根本不重要。無論情況怎麼樣，只要我吃太多，就是會變胖。

第二週傑佛瑞來找我時，和我分享了他星期日下午的情況。那天他和幾個朋友一起去酒吧看足球比賽。「我有事先做好計畫，結果卻因為比賽而分心了，」他說。「我發現自己開始大吃大喝，而且以前的那種想法又浮現在我的腦海中，我想著『反正我都已經破功了』。但後來。我想起你說的那個例子，走樓梯突然絆倒，我會不會任憑自己滾下樓梯？於是我趕快把自己拉了回來，我停止吃東西，而且剩餘的比賽時間中，我都沒有再吃。」

傑佛瑞為自己能夠重新控制局面而感到自豪，他知道如果一直吃下去，就會吃得太多，開始反胃，還會對自己很生氣。而正因為他及時回到正軌，他能夠好好享受剩餘的比賽，甚至是那天剩下的所有時間，因為不必對於自己吃的東西感到內疚。「我確實在滑倒之後重新站起來，好好走完剩下的樓梯，」他這麼說。

逃脫此陷阱

有些人沒有體重問題，也從來不需要努力減重，他們會很輕鬆地接受自己的飲食錯誤。「真希望我沒有吃光全部的薯條和沾醬，但算了，反正都已經過去了，」他們可能會這樣說。一切就這麼雲淡風輕，不需要自我怪罪，也沒有接下來的暴飲暴食。而且事實上，在當天接下來的時間裡，他們可能會自然而然地少吃一點，根本不會想太多，因為他們不餓。其實，他們面對飲食失誤的心態是很正確的。

你所需要的，就是採納這種心態，讓自己不要成為有害思維的犧牲品，否則就會一錯再錯。

- 提醒自己，在生活中的其他領域，你根本不會認為「連環犯錯」是一件合理的事。
- 多寫幾個「連環失誤」的例子，從中尋找導正心態的靈感，比如：假設你不小心打破一個盤子，接下來你會打開櫃子，把整套餐具都拿出來一起打碎嗎？或者，如果你正在煎歐姆蛋，需要用到三顆雞蛋，結果不小心掉了一顆在地上，你會把剩下的兩顆一起丟到地上嗎？可以在腦中好好想像一下你最有共鳴的例子。
- 記得，「反正今天搞砸了」這個想法並不成立，因為你吃下的每一口食物，都會變成體內的熱量，並且讓你變胖。你吃下的每一口都很重要，因為這一切都會不斷疊加起來！
- 第一次犯錯就拉住自己，立刻閱讀你的減重好處清單和相關的提醒小卡，讓自己馬上回到正軌。
- 犯下失誤時，就運用「三問法」，幫助自己在下次犯錯時做好準備，用三問法的答案列出一份清單或提醒小卡，避免自己再犯下同樣的錯誤。

#2：自我批評

你犯了一個錯誤之後就不斷責備自己。

瑪麗莎在房地產公司上班，還是全公司最年輕的業務之一。她自認是個「積極進取的人」，因為她一直都很努力工作，累積了很輝煌的成果，而且她對自己十分嚴格。她的家庭背景也很優異，從小父母就為她的表現和言行舉止設下嚴厲的標準，讓她像個拚命三郎，並在職涯中大放異彩。然而，這也讓她付出了代價。「我覺得自己很糟糕，」我們第一次碰面時，她就對我這樣說。「我才三十二歲，卻已經超重了六十磅（約二十七公斤）。」她經常為自己的體重而自責。「這太讓人挫折了，」她說，「我在生活中的其他層面都很自律，飲食計畫卻一直失敗。」

我想，瑪麗莎不知道的是：她之所以還沒有減重成功並維持體重，只是因為她不知道如何減重。她還沒有掌握達成目標所需的所有知識，而且我猜她可能誤以為減重很簡單。但如果她掌握了減重技巧，加上她的努力，她應該就能成功，就像她的職涯一樣。

「之前你在準備房地產執照考試的時候，」我問她。「你是直接參加考試嗎？還是事前有去上課呢？還有，你是怎麼知道如何為物件定價、計算交易風險和收益的呢？都靠直覺嗎？」

「當然是要非常努力才能考到執照，」她說。「我有去上課，學了很多關於抵押貸款、合約和法律的知識，我還跟著公司的三個業務前輩實習了一段時間，最後才參加考試。我真的下了很多功夫。」

「如果你沒有下這些功夫，會怎麼樣呢？」我問。

「嗯，那當然就考不到執照。」

減重也是需要學習的。但這對瑪麗莎來說卻是個很難完全接受的概念。就像許多飲食控制者一樣,她根本不認為有什麼可學的。她覺得自己只需要少吃一點就可以了。結果,每次多吃了不該吃的東西,她就會開始責備自己。「就像昨天,」她說。「我在商務午餐時吃太多了,事後我覺得自己很軟弱,對自己很厭惡。」

　　「所以,你每次犯了錯誤之後,你就開始自責,」我對瑪麗莎說。「接著你的情緒會發生什麼變化?」

　　「我會感覺更糟。」

　　「那麼當你的情緒變得更糟,你會更容易還是更難回到正軌上?」

　　「更難,」她說,大大嘆了口氣。「昨天就是這樣。」

　　事實上,犯錯後不斷斥責自己是一件很不好的事。因為自我批評的唯一結果就是更加打擊你的士氣、降低你的自信心,讓你很難立刻控制住自己。如果你也像瑪麗莎一樣,堅信自己要採取「分毫不差地控制飲食」這樣的標準,當犯錯時就會感到非常痛苦。但,錯誤其實是任何學習過程中不可避免的一部分。

　　瑪麗莎最喜歡的運動就是打網球,於是我請她回憶當年學習網球的過程,想一想當年她有沒有犯過一些錯誤?「哦,我一開始犯了很多錯誤,」她說。「我打了很多觸網或過界球。」我問於是她,當時她是如何提升自己的表現的?她說她一直有在上課和練習。「如果每次犯錯,你就痛打自己一頓,罵自己很糟糕,你覺得會發生什麼事?」

　　「我一定會感覺很糟,可能會因此放棄。」

　　「但你並沒有放棄,」我回應道。「剛開始,你是怎麼看待練習打網球這件事情的呢?」

　　「我知道剛開始不會很厲害,但會打得越來越好,之後我也真的做到了。當然,我現在還是會犯錯,只是沒有那麼多了。」

我笑了。面對飲食計畫，這正是她需要的心態。如果你抱持著「我不應該犯任何飲食上的錯誤」，就會不斷批評自己、感到自責不已，並且很可能放棄。這樣的期望值不僅毫無幫助，更不可能有人辦得到，所以一點必要都沒有。就像瑪麗莎持續練習網球，並打得越來越好，她也可以讓自己的飲食計畫越來越上軌道，只要她能持續「學習」，並且多加練習。她需要明白，每個人在前進的路上都一定會犯錯，並不需要嚴厲地苛責自己。為了幫助自己確立這樣的觀念，瑪麗莎做了一張提醒小卡：

> 學習控制飲食就像學習打網球一樣。我會犯錯，而這是學習過程的一部分。只要我抱持合理的期望值，並不斷練習，我就會做得越來越好。每一次自責，都會阻礙我繼續前進。✎

　　瑪麗莎隔週回來諮詢時告訴我說，雖然提醒小卡很有幫助，但她還是陷入了自我批評的舊有模式之中，因為兩天前的晚餐，她吃得比計畫中還要多出許多。

　　「我覺得自己又笨又軟弱，」她說。「之後我就無法控制自己了，這週真是糟糕。」她心情很差，信心也大受打擊。

　　我知道瑪麗莎很容易自我批評，而且對飲食計畫有很深的誤解，所以我也認為，她很有可能根本不像自己想像中這麼差。她會過度放大自己的錯誤，進而對一整週產生扭曲的評價。

　　於是我仔細詢問瑪麗莎，想釐清她過去一週犯了哪些錯誤之餘，是否還有達成某些目標。我問了她以下幾個問題：

- 「有沒有哪一天你坐下來慢慢地、專心地吃早餐？」
- 「有沒有哪一天你坐下來慢慢地、專心地吃午餐？」
- 「晚餐和點心你控制得如何呢？」
- 「你是否有成功克服某些渴望？」
- 「有沒有哪一次你壓力很大、很無聊的時候，覺得很想吃東西，最後卻決定不吃？」
- 「你有沒有閱讀你的減重好處清單或提醒小卡嗎？」

　　透過這些詳細的問題，瑪麗莎對這一週的觀感變得截然不同了。她發覺，自己其實已經練習了許多控制飲食的技巧，之前卻只注意到犯錯之處，完全沒有去肯定自己成功的部分。

　　「一兩個失誤並不會抹煞你一天之中其他的成功，」我告訴她。「如果你開始多加關注自己擅長的事，你覺得情況會如何？」

　　「我應該會比較平衡，或許就不會這麼苛責自己了，」她想了一下。「你說得對。我可能太關注自己的失誤了。但是真的很難改變這種習慣！」

　　「如果你最好的朋友跟你說：『真不敢相信我把手機忘在家裡了。手機裡有今天的行程表，不敢相信我竟然忘記，我怎麼會讓這種事情發生，我好笨、好軟弱！』你會對她說什麼？」

　　「我會說她這樣太誇張了，人難免會犯錯，她可能只是需要用一些方式來提醒自己記得帶手機。而且我會告訴她，她又不是每天都忘記帶。」

　　「沒錯！」我說。也許瑪麗莎也只是需要用一些方式來自我提醒。她製作了以下的提醒小卡，認為會有幫助：

> 如果我覺得自己這一週過得很糟，問問自己，整體情況真的是這樣嗎？我有沒有哪些事情其實做得不錯呢？要記得，一點點失誤，並不能抵消所有的成果。✏️

瑪麗莎決定，近期內，她要在手機上設定每天跳出三次以下提示訊息：

我今天可能會有失誤，就算如此，也不代表我很軟弱或減重無望。就好像假如傑米犯錯，我也不會這樣認為。

實踐這些新的想法，瑪麗莎終於能夠開始相信，自己在練習減重技巧和控制飲食方面，其實做得還不錯。而一段時間之後，不僅飲食方面，她在生活中其他層面上，也都不再過度苛責自己犯的錯誤了。

逃脫此陷阱

飲食計畫期間，自我批評通常對你沒有任何幫助，反而只會讓你很沮喪並削弱你的信心，更何況，自我批評往往來自不合理的標準。

- 想想以下問題：你在學習演奏樂器或從事運動時，便否曾經犯過錯？如果每次犯錯你都自我批評，你還有辦法學會嗎？
- 至少在控制飲食這件事情上，不要去批評自己「作弊」，因為這兩個字意味著你做出了一些「敗壞道德」的事，但根本沒有這麼嚴重！你只不過是有失誤而已。

- 要小心「應該」這兩個字，比如：我的飲食狀況「應該」要很完美、我絕對「不應該」犯錯。這樣的規則最終會讓你失敗，因為它們是不可能實現的。
- 要記得，真正的問題並不在於你有沒有犯錯。你可以觀察自己犯錯的時機點，並接受自己的不完美，然後繼續前進，把注意力轉移到其他事情上。
- 如果你覺得一整週都表現得很糟糕，就寫下自己成功練習了哪些基礎策略，一定要給予自己更多信任。
- 確保自己對於整體情況有較客觀的理解，而不是去過度關注你自認做得不好的部分。
- 要記得，如果你不會因為朋友的一個小失誤就痛罵對方，那你也不應該這樣對待自己。人都會犯錯，你也一樣。

#3：矯枉過正

你稍微破功，就決定接下來一整天都不再吃任何東西。

布里安娜是一位辦公室助理，同時也是個在職專班學生，她經常落入這種「矯枉過正」的陷阱。有個星期六，她去朋友家吃早午餐，沒想到朋友竟然準備了那麼多食物，結果她吃太多了，離開朋友家時，她感到非常自責。

我問布里安娜接下來發生什麼事。「嗯，」她說。「我大約三點鐘到家，我想，既然剛才已經吃這麼多了，當天就不該再吃別的東西，這樣才能彌補我犯的錯誤。但大概七點的時候，我就開始肚子很餓，最後叫了中式餐點外送，還吃了很多。真的太糟糕了。」

也許你也有過這樣的經歷。你不小心吃太多，便決定接下來的一整天裡，就算吃東西，也只能吃少少的，結果到了某個時刻開始感到非常飢餓。如果你決心要用這種矯枉過正的方式來彌補失誤，你可能會變得有點焦慮，並開始想著：「這種飢餓太難忍了，反正我今天已經破功，乾脆不管了。」而如果你這樣想，比起接下來的一整天裡都正常飲食，或是至少接近平常的進食份量，你反而可能會吃得更多。

決定不吃任何東西是一種懲罰，但你不應該因為犯了一個失誤就受到懲罰。完全禁食最終一定會失敗，甚至還會讓你在當天稍晚的時候開始暴飲暴食。最好的方式是，稍微調整當天後續的飲食內容，但不要禁食。

我和布里安娜討論了這更寬容也更實際的策略。我們一致認為，如果早上不小心吃太多，那麼下午就不要吃點心，晚餐也吃少一點，這樣比較合理。她決定如果之後她發現自己再次處於類似的情況，就要實施這個計畫。

「但如果我只犯了一個小錯誤呢？」她問。「比如假設有一天我太早就把點心吃掉，沒有等到晚上再吃，該怎麼辦？」經過一番討論，布里安娜決定，如果發生這種情況，那她晚上就不會再吃一次點心，但還是可以吃一片水果。「這樣就不算是在懲罰自己，只是讓自己知道，我下午已經享受過了。」

布里安娜製作了以下的提醒小卡：

> 破功時，不要強迫自己整天禁食。禁食最後一定會失敗，而我也不該因為一個小失誤，就嚴厲懲罰自己。 ✏

接著她又列了以下清單：

....

📋 如果我吃太多

01. 如果我犯了一個小失誤，接下來的一整天還是可以正常飲食。

02. 如果我下午就把晚上的點心吃掉，宵夜就只吃一片水果。

03. 如果我犯了一個中等的錯誤，比如在小珍家的早午餐吃太多了，那我下午就不要再吃點心，但晚餐可以正常吃。

04. 如果我犯了一個很大的錯誤，那就不要吃任何點心，而且晚餐也吃得稍微少一點。

....

逃脫此陷阱

思考一下你過往的飲食狀況。你是否會在暴飲暴食之後，試圖禁食一整天或嚴格限制自己的食量？這樣做的效果如何？如果這種做法不是很有幫助，那就該做些調整了。

- 制定「吃太多」的對策清單。不要矯枉過正，記得，這樣做真的沒有幫助！如果你已經吃太多了，接下來可以吃少一點，或者當天晚上不要再吃點心。

- 特別注意那些會妨礙你實施新計畫的有害思維。製作提醒小卡來回應以下類型的想法，像是：「我吃太多了，好糟糕。今天接下來的時間裡我什麼都不要吃。」或是：「既然已經搞砸了，不如就繼續吃吧，明天再回到正軌。」

#4：破功後就停滯了

破功後，你就很難重新開始控制飲食。

諮詢了大約兩個月之後，布里安娜去旅行了十天，但回來後的第一週卻取消了會面，而且在接下來的兩週內都沒有再重新安排時間。一陣子之後，當她終於再來找我時，我可以看出她很沮喪。她向我解釋說，她在旅行期間破功了，而且無法重新開始飲食計畫。

「我現在感覺很糟，」她告訴我。「即使回到正軌，也需要費盡力氣才能保持下去。」

在旅行的前一週，她曾經跟家人聚餐，我請她回憶一下當天的經歷。「那天你表現得如何？」

「真的很棒，」她回憶道。「我有事先制定計畫，聚餐時也照著計畫走。」我問她當時是否覺得很困難。「一點也不難。但現在我卻沒有辦法像那時一般輕鬆做到。」

於是我又請布里安娜想想看，家庭聚餐前的那段時間她是否曾經覺得困難。她回想了一下，表示當時整體而言保持飲食控制並不困難。「當時我的狀態很好，」她解釋道。

我正是這個意思。堅持飲食控制其實並不困難，因為只要你確立好正向的步調，飲食計畫就會變得越來越容易。但如果你像大多數「溜溜球型」飲控者一樣，只要偏離正軌，就很難再重新開始控制飲食，而你的記憶和思維模式也會發生微妙的改變，你會開始相信，控制飲食從以前到現在都很困難，而且之後也都會很難。這是因為你對自己失去信心了，你忘記之前按照計畫行事的時候，一切並沒有那麼困難；你也沒有意識到，其實只要回到正軌，一切又會變得容易起來。

「你說得對，你現在的處境真的很艱難，」我告訴布里安娜。「如果永遠都這麼困難的話，那也不值得我們投入這麼多心力去減重。但幸好現在遇到的困難只是一時的，只要回到正軌，事情就會變得更容易。」布里安娜製作了以下的提醒小卡：

> 回到正軌固然很難，但別忘了這只是暫時的困境。只要成功回到正軌上，一切又會變得輕鬆起來。 ✏

我請布里安娜比較一下旅行前後的感受。「旅行回來後我一直覺得身心不適，」她承認道。「只要我一破功，一整天都會受到影響，我會一直覺得自己很糟糕。」

接著，布里安娜找出了自己的有害思維。「真奇怪，」她說。「每次破功之後，我就會想說，如果想吃什麼就能吃什麼，我一定會更快樂。但如果我真的像過去三週那樣想吃就吃，感覺卻一點也不好。」她想要記住這一點。

> 雖然回到正軌很困難，但這百分之百是值得的，因為偏離正軌和失控的感覺很糟糕。無法控制自己的飲食狀況，心情會很差，而有自制力地保持在正軌，感覺則好多了。 ✏

布里安娜說她還是很焦慮，雖然她覺得自己應該要回到正軌，但

卻深怕再次犯錯，然後再次放棄所有努力。我請她想想旅行之前她去參加員工午餐聚會的情況。她回想了一下，認為整體而言她做得很好，雖然她吃了一塊不在計畫內的蛋糕。「但因為這樣，我就沒有再吃飯後甜點了。」

「也就是說，」我總結道。「你有了一個失誤，然後馬上就回到正軌，還能一直保持下去。之前你去朋友家吃早午餐，不是也發生過類似的情況嗎？現在你是否明白，失誤其實沒有你想的那麼嚴重？」

布里安娜意識到，旅行之前她其實也常常會犯一些小失誤，當時一切也並不是真的多麼完美。但不同的是，以前每次犯錯，她馬上就會把自己拉回來。布里安娜也想要記住這一點，所以她又做了一張提醒小卡：

> 以前就算保持在正軌上，我也有過失誤，但我總是很快就回到了原定的飲食計畫上。想想看在馬修家喝咖啡、羅伯的退休聚餐、員工午餐、辛蒂阿姨的生日那幾次。我知道我能做到，而且我會因此心情很好。✏️

接著，我們想出了一份具體的計畫，讓布里安娜重新掌握自己的飲食狀況。由於她很難同時練習所有的基礎技巧，我們決定她可以先練習一些初階技巧，來幫助自己重建信心。等她重新掌握了這些初階技巧，再開始練習更多。比如，這週她不需要遵循特定的飲食計畫，只要注意飲食份量即可。

布里安娜列出以下清單。

📑 重新開始飲食計畫

01. 每天閱讀我的減重好處清單和提醒小卡。

02. 坐下來，慢慢吃、用心吃。

03. 相信自己。

04. 只需要注意飲食份量就好，先不要計算熱量。

隔週布里安娜回來辦公室找我時，彷彿變了一個人。她說她這週過得很好，專注練習少數幾項策略，這大大增強了她的信心，讓她感覺更有掌控力。一段時間後，我們又一起慢慢將她旅行前學到的每一項技能都加了回去，很快地，她就完全回到正軌了。

逃脫此陷阱

要記得，重新開始控制飲食的過程很困難，但一旦回到正軌，一切又會容易許多。只要你建立了正向的節奏，飲食計畫就會變得很輕鬆。當你感到停滯不前時，務必要試著把眼光放得更遠。

- 回想一下過去的經歷，即使處境艱難，你仍然保持在正軌上。你其實具備回到正軌並保持下去的技巧，只需要好好加以利用即可。
- 想想當你走在正軌上的時期，當時你的感覺有多好。那時候你根本不會去質疑這一切是否值得。但破功之後，你覺得一切都失控了，一切都很困難，心情每天都很差。相較之下，回到正軌更好。
- 如果你感到意志消沉，就提醒自己並非沒有希望，找出阻礙你前進的想法，列出一份策略清單，並製作提醒小卡。

- 如果你已經明顯偏離正軌，第一週就先練習一些初階技巧即可，重新掌握這些技巧，獲得讓你能堅持下去的信心，接下來再逐漸加入更困難的技巧。一步一步慢慢來，你就能輕輕鬆鬆重新掌握所有技能。

#5：不是最好，就是最糟

只要吃了「不好的食物」，就覺得自己「完全失控」。

本章前面提到的傑佛瑞某天與我會面，告訴我他這週剛開始都做得很好，但星期四就「失控了」。「我們一家人出去吃飯，那天我真的很餓，雖然我知道應該吃雞肉這類的食物就好，但我哥點了千層麵，我就決定跟他吃的一樣，而且份量很大，我還全部吃完。之後我又吃了提拉米蘇，回家後還吃更多甜點。我完全失控了。」傑佛瑞顯然對他的飲食狀況有許多「不是最好，就是最糟」的觀點。他認為自己如果沒有「完全走在正軌上」，就等於「完全失控了」。

那麼，當他認為自己完全失控時，他有沒有對自己說些什麼呢？「嗯，我說得越多，就越覺得自己是在為剛才的暴飲暴食找藉口，」他坦白道。

所以我請他想想有沒有「中間地帶」。有沒有哪一次他雖然出了一個差錯，也許是晚餐或甜點吃太多了，但並沒有完全偏離正軌呢？傑佛瑞想起他表哥的訂婚宴。「我本來沒打算在午餐時段吃蛋糕，結果還是吃了一塊。但在接下來的一天裡，我又重新回到正軌上。」於是傑佛瑞製作了以下的提醒小卡：

如果我發現自己在想「我完全失控了」，要記得，這只是我
接下來暴飲暴食的藉口。我一定可以立即回到正軌，就像之
前在威爾家的聚會那樣。我從來沒有「完全失控」過，因為
只要做出一個正確的飲食決定，就能立刻回到正軌上。✏️

「接下來，」我說，「我們還要談談『好』的食物和『不好』的。
假如你覺得千層麵沒問題，會怎麼樣呢？也許你沒有吃完一整份，而
是合理的份量，你還會不會認為『反正我破功了，不如再吃一塊提拉
米蘇』？」

「不，」傑佛瑞說。「應該不會。」

如果你真的很喜歡千層麵，你不可能永遠都不吃，也不應該如此！
你只需要學會適量地吃，好好享受，你還是可以成功減重。即便這樣
無法讓你快速瘦下來，但把食物分為「好」和「壞」也是無益的。對
傑佛瑞來說，只吃「好」食物，要戒掉「壞」食物，這種做法並沒有
幫助他減重，反而還讓他的體重增加了。

接下來，我和傑佛瑞一起列出他的「壞」食物清單，並事先規畫
好接下來的一週裡，他什麼時候可以適度吃一些。我們還討論了讓他
毫無愧疚地吃這些食物的重要性。傑佛瑞列出了以下清單。

📑 將喜歡的食物納入計畫

01. 不要再為食物貼上「不好」的標籤。

02. 這一週，每天都可以適量吃一種喜歡的食物。

星期一：邊看比賽邊喝啤酒

星期二：在速食店吃半份炸薯條，搭配豐盛的沙拉

星期三：午餐時吃一袋單人份洋芋片

星期四：一塊糖果

星期五：去酒吧喝兩杯啤酒

星期六：外食可以喝一杯啤酒、吃半份義大利麵

星期日：一份霜淇淋

接著傑佛瑞做了幾張提醒小卡：

區分「好食物」和「壞食物」對我來說從來都起不了作用，因為每次我認為自己吃了「壞食物」時，就會放任自己繼續暴飲暴食下去，我總會覺得反正都已經失控了，乾脆繼續吃下去，導致我偏離正軌。✏️

就算平常走在正軌上，也沒有什麼食物是絕對不能吃的。如果我把這些食物規劃進飲食計畫中，吃得時候我就會更加享受，更不會因為吃了它而感到內疚。✏️

接下來的一週，傑佛瑞覺得一切十分順利。他仍然有點難以接受自

己可以吃一些所謂的「壞食物」，但經過幾週的練習，他對這種飲食方式越來越有信心了。他需要有大量的經驗，才能完全理解依照計畫吃喜歡的食物對他是有益的，因為這樣做，可以幫助他持續堅持減重。

逃脫此陷阱

你也用「不是最好，就是最糟」的方式看待食物和飲食狀況嗎？這種想法會導致各式各樣的困難。飲食計畫要靈活變通，比如你並不需要完全禁止自己吃喜歡的食物，這樣才能走得更長遠。

- 問問自己有沒有好食物、壞食物的想法。如果有，可以先列出一份「壞食物」清單，並標記哪一些是你「最喜歡」的食物。如果有想到新的食物，可以繼續加入清單中。接著，事先規劃好在一週哪幾天裡，可以適量吃一種這樣的食物。如果你是預計要在家裡吃，那就只能買一份或準備一份，以免受到誘惑想吃更多。
- 要記得，並沒有「完全失控」這回事。只要你覺得自己「完全失控」了，你就會失去掌控感，並開始替破功找藉口。
- 如果你認為「吃這些食物也沒關係，反正我已經破功了」，那就提醒自己，沒有什麼食物是只有破功才能吃，保持在正軌上時也一樣能吃。當你依照計畫吃、控制份量的時候，你反而會更加享受，因為如此一來，你就不需要因為吃而感到內疚。

為偏離正軌陷阱制定逃脫計畫

不切實際的期望、「不是最好，就是最糟」的思維、嚴厲的自我批評、失去信心、連環失誤，以及矯枉過正，這些都是常見的問題，

但幸好每個問題都有相應的解決方案，只需要擬定一份能夠幫你立即回到正軌的逃脫計畫。要記得，每次犯錯，都是一個很好的學習機會，所以每隔一段時間，你都可以不斷增補逃脫計畫。

❶ 找出未來可能出現的偏離正軌陷阱。
❷ 記錄自己的有害思維。
❸ 為每一項有害思維寫下具有說服力的回應。
❹ 制定一系列策略。
❺ 經常回顧與修改逃脫計畫。

在你腦力激盪構思逃脫計畫的時候，也可以參考下頁的例子。

反思初衷，重新投入

飲食失誤本身不一定是個問題，你多吃了一塊計畫以外的蛋糕，明天早上量體重時不一定會變胖。但如果你出現了一個失誤，接下來一整天又任憑自己連環失誤——好吧，這些失誤結合起來，就會反應在隔天的體重計上。

想想看，如果以前每次破功，你就馬上把自己拉回正軌，也許你早就減重成功了，對吧？

現在開始努力找出你偏離正軌的陷阱，這樣下次發生類似的情況時，你就能馬上察覺。如果不加以解決，這些陷阱有可能會從一個小小失誤，演變成一長串錯誤，讓你墜入無底洞。只要能掌握這些陷阱，就可以把其他所有陷阱的傷害降到最低。花一些時間寫一張總結提醒小卡，激勵自己做出改變，並且持續下去。

逃脫計畫：脫離正軌陷阱

情況 1：我很氣餒，這週實在是太難熬了。

有害思維	自我提醒	應對策略
真不敢相信，我竟然「作弊」了。 我太軟弱了。 接下來的一整天我都不能再吃任何東西。 我永遠也無法成功減重。 也許我應該放棄。	我沒有做任何違反道德的壞事，只是犯了一些飲食錯誤而已。 犯錯不代表我性格軟弱，這與軟弱無關，只意味著我是人，必須不斷練習技巧，以後才更有能力應對美食誘惑。 我不會因為使用電腦或打橋牌時失誤就責備自己，所以也不應該因為吃錯東西就責備自己。 接下來的一整天都禁食會造成反效果，我不應該懲罰自己。 犯錯是飲食計畫的正常過程，每個成功的飲控者都曾犯錯。我只需要説「沒關係」，然後繼續生活。 如果放棄了，我就無法獲得減重的所有好處。我減重的初衷對我來説真的很重要，我要繼續前進。	不要再使用「作弊」和「軟弱」這樣的詞彙。 想想以前犯錯後又馬上回到正軌的經驗，當時我有多麼高興。 寫下今天所有值得自我讚美的事，這樣就能正確看待我的飲食錯誤。 練習對自己有同理心。想想看，如果潔絲犯了一個飲食錯誤，我會對她説什麼？對自己説同樣的話。 別把錯誤拿來當成藉口，讓自己犯下更多的錯。 接下來的一天可以少吃一點，但不需要禁食。 想想，如果我現在堅定地回到正軌，之後會有多高興。而如果我從此偏離軌道，我心情會有多差。

擺脫陷阱，好好生活

如今你已經了解各種阻礙減重及維持體重的陷阱，你覺得自己有辦法應對了嗎？你是否準備好開始行動了？我們希望這本書中的故事和建議，能帶給你新的視野與啟發，並能讓你進一步採用本書中的技巧與策略。我們致力於腳踏實地，因為我們知道，許多減重計畫都做出荒唐的承諾，說只要按照他們的計畫，控制飲食就會很輕鬆。但我們知道，要在飲食上做出持久的改變是很困難的。我們也知道，沒有所謂的快速調整或神奇的解決方案。我們的方法不僅有研究根據，也不違反常理，無論是短期或長期都十分有效，我們已經不斷見證成功的案例。

我們也希望你知道，在這條奮鬥的道路上，你並不孤單！每一位試圖減重或養成減重習慣的人，都遇到過類似的掙扎。

運用逃脫計畫來應對各種陷阱

為了帶給你一些額外的靈感，我們想告訴你其他減重者的故事，看看他們是如何利用學到的陷阱逃脫技巧，進而在生活的其他層面都做出有意義的重大改變。

還記得陷入家庭陷阱的瑪克辛嗎？她無法接受家人必須跟她一起調整飲食習慣，因而產生許多有害思維。經過我們的諮詢一年之後，她回來找我們做例行的「心理強化」訓練，我詢問她之前練習的哪些技巧最有幫助，她回答說，她終於學會在面對家人時更加堅定自信，這使得一切都變得不同。

　　她學會堅守自己的立場，告訴丈夫說，他九點下班回家時，她不會再和他一起吃第二頓晚餐，因為她稍早已經和孩子們一起吃過飯了。從那之後，她也做出了更多改變。以前我就曾經問她：「為什麼你要委屈自己來遷就他人？只要麥可不開心，你就一定要順著他的意嗎？」這個問題對她來說是一個轉捩點，當時她便恍然大悟了。她開始理解，自己在生活中的某些層面，一直好像沒有任何發言權一樣。所以她開始練習去掌控一些事情，自從成年以來，她第一次好好正視自己的需求和願望。

　　瑪克辛不僅在食物、備餐和飲食做出改變，還逐漸開始要求孩子們多加幫忙家務，有時也會稍微請麥可幫忙。她會讓孩子們洗碗、整理床鋪、打掃房間、把乾淨的衣服收好，並整理背包。在家務方面做出的改變，也讓她騰出更多時間，可以常常運動、找朋友聊聊，或是自在放鬆地讀一本書。她覺得新的心態改善了她的生活，也大幅讓整個家變得更好、讓孩子們學習承擔更多責任。

　　她神采奕奕地對我說：「我真的開始明白要好好照顧自己，我第一次這樣想！」瑪克辛總共瘦了四十七磅（約二十一公斤），整個人看起來更年輕，更有活力。她還談到兩週後他們夫妻倆要一起去旅行。「到時我就可以穿泳衣了！就算身材不像選美皇后一樣完美，我也一點都不擔心！」她自豪地說。「我很喜歡游泳，而且我真的已經很多年沒有游泳了！」

你可能也還記得「偏離正軌」章節中的瑪麗莎。瑪麗莎對自己的要求非常嚴格，只要稍微偏離飲食計畫，就會嚴厲地自我批評，接著心情很差，導致難以繼續控制飲食。後來我再次與瑪麗莎會面時，已經時隔許多年。

　　她滿面春風地走進辦公室。「你還記得我嗎？你幫我減了四十磅（約十八公斤），我感覺好多了！現在很有自信！」她看起來真的很好，而且在她減重後不久，就遇到了布萊恩，一年之後他們便結婚了。她笑著給我看一張照片，是她十八個月大的女兒。「現在我們有了艾莉西絲。」

　　「我懷孕時胖了快四十磅（約十八公斤），但沒關係，」她繼續說。「艾莉西絲出生後的五個月內，我就減掉了許多體重。雖然後來就卡關了，但我也沒有為此自責——這很重要！不過我現在還希望能再瘦一點。」身為母親又要兼顧工作的她，發現自己很難維持原來的飲食計畫。「飲食方面我變得有些鬆懈了，這就是我回來找你的原因，我希望能讓自己完全回到正軌上。」

　　首先瑪麗莎和我討論她究竟還需不需要繼續減重。「我認為需要，」她告訴我。「因為我這陣子都沒什麼時間好好吃飯，我吃了不少高熱量食物，而且都吃得太快，沒有什麼飽足感，導致我每次都吃太多。」

　　我提醒瑪麗莎，之前諮詢時我就曾告訴過她，破功之後通常不太可能立刻就把飲食習慣調回正軌。所以我們現在要做的，就是先回到起點：重新掌握基礎策略，然後仔細關注自己的飲食狀況，直到可以專注於一套飲食計畫。

　　瑪麗莎和我一起規劃步驟，重新練習基礎策略。我們首先需要解決沒時間吃飯的問題，幫助瑪麗莎練習一些基本技巧，包含坐下來細

嚼慢嚥，享受每一口食物。剛開始的幾週內她還不需要遵循特定的飲食計畫，所以我們討論了她要如何騰出時間，為自己準備一些在家和辦公室可以吃的健康食物。瑪麗莎很樂觀，相信自己可以做到。我也告訴瑪麗莎說，看到她的生活出現如此正向的轉變，我感到很高興。

接著我問她，之前的諮詢除了幫助她減重之外，還有沒有其他附加效果。她說有。「在我來找你諮詢之前，我有強烈的完美主義傾向。」她解釋。「事實上，這就是為什麼我總是難以回到計畫的正軌上。每當我飲食破功時，我就會想，『好吧，我搞砸了，我的意志力太薄弱，又失敗了』，然後我就會放棄，可能會放任自己一整天或一整週，有時甚至是好幾個月。但來找你之後我才明白，原來我飲食計畫的標準高得離譜。」

我請瑪麗莎舉個例子。「比方說，」她回答。「現在我每週只工作三天，而不是五天半，因為我知道自己無法再完成那麼多工作了。幾年前，我一定會把自己逼得很緊，並因此感到壓力很大。但現在我已經不再這樣了，我對家裡的事情也更加放鬆了。這樣很好。因為現在有了孩子，生活會變得比較混亂，但只要學會好好生活時，壓力就會小很多！」

我們在「心理陷阱」章節中提到的克里斯，經常對減重感到氣餒，尤其是卡關的時候就會更加嚴重，因為他認為控制飲食應該很容易才對。他不認為自己有能力去做那麼困難的事，而且他還會高估自己一整週遭遇的困難，短短幾個小時的不順遂，就會影響他整週的狀態。但後來，他學會用正確的心態看待困難，重新評估減重所帶來的種種好處，提醒自己之前練習的技巧，並去思考自己是否還能繼續前進。我們一起努力了大約一年之後，克里斯還換了職務，從賠償部門轉到

了銷售部門。他說，他想調職已經有一段時間了，但總是擔心自己無法勝任，直到他發現，我們一起練習的這些建立信心技巧，也適用於銷售職位，便決定申請調職培訓。

「錄取培訓專案之後，我寫了一份清單，列出努力工作、通過專案的所有好處。每當我開始自我懷疑，想著會不會成功時，我就閱讀這些提醒小卡。之後我順利錄取了銷售職務，我又做了一張新的小卡，每次去做業務拜訪前就拿出來閱讀，提醒自己，就算我可能無法拿到每一筆訂單，但無論如何，只要順利完成這次的拜訪，就要好好讚美自己。」

當感到灰心喪氣時，克里斯也會使用這個方法。他會提醒自己為什麼值得繼續努力，並且專注於當下，告訴自己還不要放棄、不要好高騖遠。「我非常確定，如果我沒有學會這些控制飲食的技巧，我永遠不可能進入銷售領域，」他總結道。「或者應該說，永遠不會像現在這樣成功。」他說我應該為業務人員寫一本書，我不禁笑了。

克里斯還告訴我另一件事。「這對我來說真的很重要。開始當業務之後，我也開始大量抽菸。大約過了六個月，我決定設定戒菸日期，我以前也戒過菸，但這一次不同。我發現，許多我用來控制飲食的技巧都適用於戒菸。」他回憶說，他的好處清單、提醒小卡、自我讚美、強化意志力、轉移注意力和接受菸癮的不適感，這些技巧都很有幫助。

幾年前，克里斯曾多次試圖戒菸。「但由於種種因素，我總是又開始抽菸。現在我戒菸四年了，我相信自己再也不會抽菸了。我認為，關鍵在於知道自己有能力去完成困難的事，比如說，有能力克服渴望。因此，我很感謝你對我的幫助。」就如同我們輔導過的許多減重者，克里斯發現，當他需要接受新的挑戰，並持續朝著重要又有意義的目標努力時，他之前所學到的各項減重技巧都能再次應用，比如自我激

勵、應對挫折、接受不適感和培養自信等等。

當蒂安娜第一次來找我時，她難以抵抗節慶陷阱。她希望放假時能夠自由自在地吃吃喝喝，一點都不想考慮健康的飲食。而在輔導過程中，她發現，雖然每次自我放縱之後，她都很想要無視心中的那股自責感，但總是無法做到。假期結束後，她立刻就會想起自己犯下的飲食錯誤，感到很內疚，尤其是看到體重增加、衣服變緊，就更加嚴重了。她知道，忽略自己的飲食問題一點幫助也沒有。

蒂安娜完成輔導計畫時，體重輕了九磅（約四公斤），之後她持續靠自己的努力，又減掉了六磅（約三公斤）。幾年之後，我們辦公大樓的大廳裡相遇。她看起來很好。她告訴我，她在減重方面沒有什麼困難。「我已經成為一個飲食健康的人。即使是節假日，我也不會毫無節制。我每天都會量體重，每次體重計上升兩三磅（約一公斤上下）時，我就會更仔細地觀察自己的飲食內容，而狀態總是能馬上恢復。我不用再擔心飲食計畫或偏離正軌的問題，這真是太好了。」

我問蒂安娜，之前的輔導是否有特別突出之處。「你還記得我過去一直想要逃避飲食計畫的問題嗎？尤其是假期前後會更嚴重。但你讓我明白，無論我如何逃避，都還是會感到芒刺在背，然後情緒大大受到影響。有一天我仔細思考這個情況，就發現我確實有這種習慣，我會刻意不去想自己該做又不願意做的事，像是控制開銷、打掃房子等等。於是我了解到，從長遠來看，故意無視這些事情根本沒有意義，而且還會讓我感到有些失控。」

「所以我運用了一些控制飲食的技巧，像是列出一份好處清單，並提醒自己，不要拖延，心情就會變好。我還幫助自己建立習慣，不要逃避該做的事，不能有例外。我做了一張提醒小卡，上面寫著：『無

論如何都要去做』，現在這成了我的座右銘。」

「總之，我現在不會拖延了，整個生活也感覺更加上軌道。我認為飲食計畫過程中學到的自律技巧，也可以運用到生活的其他部分。我把家中打理井然有序，每個月都能存一筆錢到應急基金和退休帳戶裡。我在其他方面也變得更加有條理，我整個人感覺好多了。」

情緒性進食一直是貝絲的罩門。第一次見面時，她是一位壓力很大的社工，每天晚上處理完困難的個案並回到家之後，她就只想用吃東西來紓壓。一開始，她先練習去做一些能夠分散注意力的事情，用來取代暴飲暴食。而減重輔導結束之後，她已經能夠接受想吃東西所帶來的輕微不適感，並且輕鬆地把注意力轉移到其他地方，不需要刻意讓自己分神。

五年後，她回來找我。她說，回來是因為她又變胖了。「跟去年比起來，我胖了將近十磅（約四‧五公斤）。我真的很努力地去控制，但我很難受。」

我告訴貝絲，我很高興她願意回來找我。「我想讓你知道，我很肯定你回來這裡。其實控制飲食的人有時候只是需要有人拉他們一把，很快就能回到正軌。」

「唉，」她嘆了口氣。「我知道發生了什麼。我又開始用吃東西來紓壓了。我現在去了一個新的機構做行政，責任變得更重。雖然不用像以前一樣直接處理有狀況的個案，但卻必須處理人事和預算之類的問題。白天和週末的飲食狀況我都控制得很好，但晚餐是個大問題。」

貝絲又多說了一些讓她壓力很大的事情以及平時下班後的情況。我告訴她，我認為我們應該要進行數次輔導。首先，我想幫助她回到起點，從制定一分新的減重好處清單開始，並且自我鼓勵、閱讀提醒小卡，還要刻意細嚼慢嚥。接下來，才會制定一份新的飲食計畫，規

劃好晚上什麼時間可以吃東西、該吃哪些東西。

我問貝絲，她責任感過強的問題是否又再次出現了。「你還記得嗎？我們之前有聊過，你會不切實際地希望自己能夠解決所有個案遇到的問題。那你認為，現在你很渴望用吃東西來紓壓，是不是也是因為你期望自己能夠立刻解決機構的所有問題？每天晚上回家的路上，你是否對工作感到焦慮？如果是的話，難怪你會想透過吃東西來平靜。」

貝絲的腦中彷彿有顆電燈泡亮了起來。「對，正是如此！」她停頓了一下。「你知道嗎？之前你有個建議很有幫助。那時你要我在回家路上問自己：『我今天有沒有給予某某個案合理的幫助？答案大多是肯定，要看哪些事情在我的能力範圍內，哪些不在。我想我應該做一張新的提醒小卡，上面寫：『想想看哪些事情在我的控制範圍內，哪些不在？我今天的工作是否做得合理？』」

貝絲又回來做了四次輔導，改善了吃宵夜的習慣，工作壓力也變小，體重開始下降。「我很高興自己有回來接受強化輔導，」她說。「如果之後體重再次上升，我會盡早再回來找你。真不知道我之前為什麼要拖這麼久！」

米蘭達是個單親媽媽，有兩個兒子，她每天行程滿檔，又以超高標準來要求自己要當個好媽媽。至今她每年都還會打一次電話來問候我並聊聊近況。上次通話時，她聽起來心情很好。她說自己體重上升了一點，「但那是因為，我又開始約會了！我並沒有偏離飲食計畫，我只是決定，和巴瑞出去我可以喝酒和吃喜歡的食物，我還會下廚做一些他喜歡的家常菜，菜色都很健康，但比我以前吃得更豐盛一點。所以，比起我們最後一次見面時，我的體重慢慢增加了五磅（約兩公斤）左右。」

「太好了！」我說。「我真為你感到高興，而且你也知道自己吃

得比以前多，現在你的情況不同了，這樣很好。」

相較於第一次碰面的時候，米蘭達現在真的變了很多。她對自己更有信心，也為兒子們感到驕傲，現在還有一個很棒的男朋友。她會和巴瑞一起去運動，有時會帶著孩子們一起，有時則享受兩人時光。他們還去健行、騎自行車，夏天則去划橡皮艇。她已經不用擔心體重會影響到她的活動，兒子們也很健康，這對她來說很重要。她的大兒子說以後想當廚師，因為他非常喜歡和媽媽一起做菜。

「我非常感謝你教我的一切，」要掛電話前她這麼說。「我的生活變得相當美好。」

現在，讓我們來談談你吧。

如果你還沒有開始改變，現在正是時候。你可以翻回第二章，從基礎策略開始練習，一次練習一種就好，每天持之以恆，你也會變得越來越自律，並且越來越有信心，能夠激勵自己去做不喜歡但該做的事情。

等你掌握了前六項技能，也已經建立自律和自信的習慣，就可以開始著重在吃東西的時間，以及飲食內容。說真的，你也可以不要練習那些最基本的策略，畢竟你以前確實也曾在沒有使用這些策略的情況下成功減重。然而，以前你採用那些舊有方法來減重時，有辦法繼續維持體重嗎？如果你這次希望獲得一個不同的結果，如果你想要永遠擺脫你的個人陷阱，就需要以不同的方式來進行。

一旦你掌握了基礎策略，就可以開始解決那些可能使你偏離正軌的問題。想想看自己可能會落入哪些陷阱（第 33 頁開始的測驗可以幫助你評估），並回顧基礎策略，制定你所需要的逃脫計畫。要記得，日常生活中許多艱難的情況，有可能會同時包含好幾種陷阱的元素。

比如，如果你要返鄉一整週，那麼可能會需要重新翻閱關於家庭、勸食、旅遊與外食，以及脫離正軌陷阱的章節。

你越是勤奮練習基礎策略，並且實踐你所制定出的逃脫計畫，飲食計畫就會變得越容易，也更好維持。但也不要忘記，你還是有可能會經歷一些困難的時期，難以減掉或維持體重。遇到這種情況時，千萬不要絕望！只要回到基本原理，確保自己重新練習基礎策略，就像本書中的減重者一樣，如果停止使用減重技巧一段時間了，不要想著一下子就能重拾全部的技能，而是要從一些基礎策略開始，重新熟悉每一個技巧，然後再展開飲食計畫。

正如本章提到的經驗分享，你也可以像這些減重者一樣，將本書中的許多技巧應用到其他重要的目標上，比如拓展你的職涯、私生活、健康、理財或家庭關係，或是強化你的人際關係、結交新朋友，甚至去探索創造力、智慧或心靈層面，也可以幫助自己打造一個讓生活更加豐富的休閒嗜好，或為社區和社會做出貢獻。

想想看，到目前為止，是什麼阻礙了你去實現這些目標？就如同我們會落入飲食陷阱，接著被困在負面的飲食模式之中，我們也可能會因為落入類似的陷阱而導致難以追求或實現其他目標。你可以先設定一個具體目標，例如：控制開銷。想想看自己過去試圖實踐這個目標時，是否曾經出現過負面思維？像是，「我沒有自制力，只要看到喜歡的東西，我就會衝動消費。」接著想想自己是否需要練習一些新的技巧來實踐目標，也許你對於如何理財毫無概念。然後衡量一下是否遇到了什麼心理陷阱，比如是否有被剝奪感，是否缺乏意志力？這些陷阱是否造成了障礙？最後想想你在本書中學到的各項技巧。以下的基礎策略適用於各種挑戰和目標：

寫一份達成目標的好處清單

培養持之以恆的習慣

製作應對有害思維的提醒小卡並經常閱讀

建立清單，安排什麼時間要做什麼事

每邁出的一步就好好鼓勵自己

接受不適的感覺

強化你的意志力

書中還提到過許多其他方法，也同樣適用於各種嘗試和目標：

諮詢朋友、家人、同事或導師

改變不合理的規則，如：完美主義和過度的責任感

相信自己有權作出改變

在別人面前展現自信

遇到困難也要繼續堅持

　　我們希望你在有需要時，能夠隨時參考這本書。我們也希望你能受到鼓舞，繼續你的減重旅程，並相信自己有能力防止或逃脫你的個人陷阱。我們之所以寫下這本書，是因為我們發現，成功的減重故事會讓大家受益匪淺，大家能學習到這些成功的人當初是如何解決問題、學習新的思維方式，以及反覆練習某些關鍵技巧。只要掌握必備技能，就能繼續努力下去，許多減重者在經過輔導之後，很長一段時間都還能靠自己的力量繼續減重。但我們也強烈鼓勵大家定期回來找我們進行「強化」，確保自己仍在持續努力。同樣地，我們也鼓勵你每隔幾個月，就重新閱讀這本書，幫助自己進行「強化」訓練，就算現在書

中提到的陷阱和解決方案不太適用於你的情況，以後還是有可能會對你有幫助。

　　而我們真正希望的是，你成功減重之後能夠受到激勵，並有辦法走得更長遠，運用這些技能和你所獲得的自信，去重新審視你目前的生活，想像未來你可以達成的目標，讓你的生活變得更加美好。現在就開始設定目標吧！制定一份計畫，運用這本書中的知識，去創造一個更好的未來。如果你做到了，一定要認可自己的成就，你絕對該為自己和付出努力感到驕傲。

　　一起向前邁進吧！

逃脫陷阱計畫範本

逃脫計畫：＿＿＿＿＿＿＿＿＿＿＿＿＿＿＿＿＿＿＿＿ 陷阱

情況 ＿＿：＿＿＿＿＿＿＿＿＿＿＿＿＿＿＿＿＿＿＿＿

＿＿＿＿＿＿＿＿＿＿＿＿＿＿＿＿＿＿＿＿＿＿＿＿＿＿＿＿

有害思維	自我提醒	應對策略

逃脫計畫：＿＿＿＿＿＿＿＿＿＿＿＿＿＿＿＿＿＿＿＿ 陷阱

情況 ＿＿：＿＿＿＿＿＿＿＿＿＿＿＿＿＿＿＿＿＿＿＿＿＿

＿＿＿＿＿＿＿＿＿＿＿＿＿＿＿＿＿＿＿＿＿＿＿＿＿＿＿＿

有害思維	自我提醒	應對策略

致謝

我們由衷感謝許多人用他們的才華、技能幫助我們，並且支持我們。如果沒有我們的經紀人史蒂芬妮・泰德（Stephanie Tade）寶貴的指導和建議，這本書永遠只會停留在我們的腦中，無法付諸紙筆。感謝吉迪恩・威爾（Gideon Weil）和馬里斯卡・范・艾爾斯特（Mariska van Aalst）的編輯協助。也感謝貝克機構優秀的同仁們辛苦地工作，感謝我們的家人不懈的幫助。

最後，一如既往，我們要感謝所有減重者，包括向我們諮詢的人，以及與我們聯絡並提供回饋的人。我們從你們身上學到很多，你們不斷地努力，專注追求並維持健康的體重，我們深深受到激勵。我們希望，這本書能使減重的旅程變得更加容易。

國家圖書館出版品預行編目（CIP）資料

瘦一輩子的本事 ：心理學權威的 10 堂知心瘦身課，跳出飲食陷阱，跟減不完的肥說 ByeBye ／茱蒂絲‧貝克（Judith S. Beck），黛布拉‧貝克‧布西斯（Deborah Beck Busis）著；劉佳澐譯. -- 初版. -- 新北市 ：方舟文化，遠足文化事業股份有限公司，2024.02
面 ； 公分 . --（生活方舟；33）
譯自：The diet trap solution : train your brain to lose weight and keep it off for good
ISBN 978-626-7291-88-7（平裝）

1.CST：減重 2.CST：健康飲食 3.CST：認知治療法

411.9   112021311

方舟文化官方網站　　　方舟文化讀者回函

生活方舟 0033

瘦一輩子的本事

心理學權威的 10 堂知心瘦身課，跳出飲食陷阱，跟減不完的肥說 ByeBye
The Diet Trap Solution: Train Your Brain to Lose Weight and Keep It Off for Good

作者 茱蒂絲‧貝克、黛布拉‧貝克‧布西斯｜**譯者** 劉佳澐｜**封面設計** 萬勝安｜**內頁設計** Pluto Design｜**主編** 邱昌昊｜**特約行銷** 黃馨慧｜**總編輯** 林淑雯｜**出版者** 方舟文化／遠足文化事業股份有限公司｜**發行** 遠足文化事業股份有限公司（讀書共和國出版集團） 231 新北市新店區民權路 108-2 號 9 樓 電話：（02）2218-1417 傳真：（02）8667-1851 劃撥帳號：19504465 戶名：遠足文化事業股份有限公司 客服專線：0800-221-029 E-MAIL：service@bookrep.com.tw｜**網站** www.bookrep.com.tw｜**印製** 通南彩色印刷有限公司 電話：（02）2221-3532｜**法律顧問** 華洋法律事務所 蘇文生律師｜**定價** 420 元｜**初版一刷** 2024 年 02 月